YVONNE REMMERT

mit Andrea Micus

Als mich das Glück verriet

Krebskrank und schwanger. Ich riskierte mein Leben für das meines Babys

lübbe

MIX
Papier aus verantwortungsvollen Quellen
FSC® C014496

Dieser Titel ist auch als E-Book erschienen.

Dieses Buch beruht auf Tatsachen. Zum Schutz der Rechte der Personen wurden einige Namen, Orte und Details verändert.

Originalausgabe

Textredaktion: Sylvia Gredig, Köln
Titelillustration: © getty-images/Tuomas Lehtinen
Umschlaggestaltung: Christin Wilhelm, www.grafic4u.de
Satz: hanseatenSatz-bremen, Bremen
Gesetzt aus der Adobe Garamond Pro
Druck und Verarbeitung: GGP Media GmbH, Pößneck
Printed in Germany
ISBN 978-3-404-60968-0

4 5 3

Sie finden uns im Internet unter
www.luebbe.de
Bitte beachten Sie auch: www.lesejury.de

Prolog

»Sie sind schwanger!« Dr. Sopovs Stimme vibriert, als er das ausspricht. Er drückt den Schieber etwas fester in meine Bauchdecke, sieht mich ernst an und ist kreidebleich. Ein Gesicht, das ich nie vergessen werde. Er ist absolut geschockt. Dann wiederholt er den Satz: »Sie sind schwanger, circa 11. Woche. Kein Zweifel. Hier, sehen Sie!«

So wie Dr. Sopov mit mir spricht, handelt es sich um eine absolute Unglücksnachricht. Ich selbst kann in diesem Moment gar nicht klar denken, geschweige denn etwas fühlen. Eine Schwangerschaft in meiner Situation ist doch völlig ausgeschlossen. Darf gar nicht sein.

Ich bin an Brustkrebs erkrankt, bei einer OP wurde der Tumor entfernt, vor wenigen Tagen hatte ich die erste Chemobehandlung. Wie ein Gift tröpfelte die Flüssigkeit in meine Blutbahn, um zu zerstören, was nicht dort hingehört. Niemand hätte auch nur geahnt, dass ich zu diesem Zeitpunkt schon schwanger war.

In meinem Kopf rattert eine Achterbahn, zieht gefährliche Kurven ... Martin, meine große Liebe, wünscht sich sehnlichst ein Kind mit mir, unser Kind. Wir haben Alina, meine Tochter, und er liebt auch sie sehr, aber ein gemeinsames Kind, das er vom ersten Tag an aufwachsen sieht und durchs Leben begleiten darf, würde sein Glück perfekt machen. Wie schwer muss es ihm gefallen sein, seinen Wunsch zu begraben, nachdem die Diagnose feststand: Ich habe einen besonders aggressiven Krebstumor in meiner rechten Brust. Und wenn ich ihn besiege, werde ich trotzdem keine Kinder mehr bekommen können. Martin hat Abschied genommen von einem gemeinsamen Kind, weil er mich liebt, aus tiefstem Herzen.

Aber was soll ich ihm jetzt sagen? Was wird denn jetzt passieren? Was bedeutet das alles nur?

Der schönste Moment im Leben eines Paars, er ist jetzt zum Greifen nah … aber hat dieses kleine Leben überhaupt eine Chance? Der Krebs, die Chemo … wurde womöglich schon im Keim erstickt, was sich trotz des Krebses wie ein Wunder in mir eingenistet hat? Ein Wunder, ja, es ist ein Wunder … und ich würde es so gern halten! Mein kleines Wunder … Du bist da, ich sehe dich mithilfe des Ultraschalls, ein kleiner Mensch, der ins Leben will … Ich spüre ganz tief in mir, dass ich dich beschützen muss. Mein Kind, ich würde dich so gern halten …

Kapitel 1

Komm, lass uns nach Hause gehen
Nein, Mann! Ich will noch nicht gehen
Ich will noch ein bisschen tanzen …

Ich sitze in meiner Lieblingsdisco »Joys« an der Bar, drehe angespannt mein Cocktailglas in der Hand und höre mein Lieblingslied: »Nein, Mann!«

Warum ich trotz der eingängigen Melodie innerlich aufgedreht bin, weiß ich genau. Schuld ist ein junger Mann, der mich schon die ganze Zeit ansieht. Immer wenn ich in seine Richtung schaue, treffen sich unsere Blicke … und ich schaue oft zu ihm hinüber. Ich gebe mir keine Mühe, mein Interesse an ihm zu verstecken. Er gefällt mir einfach.

Bestimmt seit einer halben Stunde tanzt er schon mit Freunden auf der Bühne, und genauso lange behalten wir uns im Auge. Er bewegt sich ein bisschen zu lässig. Ich glaube, er inszeniert sich ein bisschen für mich. Aber genau das macht ihn für mich sympathisch. Er will mir gefallen, und es klappt.

Er trägt eine perfekt sitzende Jeans und ein schwarzes Poloshirt. Edel und schlicht. Ich mag das. Seine halblangen leicht gewellten Haare fallen ihm beim Tanzen ins Gesicht, und gespielt beiläufig streicht er sie immer mal wieder mit der Hand nach hinten.

Es ist der 10. Oktober 2010, und ich bin an diesem Samstagabend mit einer Freundin unterwegs. Es ist unsere »Ladies Night«, und wir haben uns die ersten Stunden auf der Tanzfläche richtig ausgepowert. Es hat mir gutgetan. Ich bin erst seit Kurzem wieder Single und brauchte es, einfach mal alles zu vergessen und mir den Kopf von der Musik freipusten zu lassen. Hinter mir liegen blöde Wochen. Trennungen tun eben weh – und meine sogar richtig.

Immerhin war ich fast zehn Jahre mit Torsten zusammen, davon sieben Jahre verheiratet. Wir haben uns in einer ganz ungewöhnlichen Lebenssituation gefunden: Ich war im sechsten Monat schwanger. Mein Freund Fabian hatte mich nach einem Jahr Beziehung verlassen, weil ich mich gegen eine Abtreibung entschieden hatte. Er wollte das Kind partout nicht. Auch ich war bei dem Gedanken, Mutter zu werden, im ersten Moment wie in eine Schockstarre verfallen, ein Kind verändert ja das ganze Leben. Aber nach ein paar Tagen verflog die Unsicherheit, und ich freute mich sehr auf das Baby. Eine Abtreibung kam für mich auf gar keinen Fall infrage. Damit verschwand Fabian aus meinem Leben, er hat sich auch nie um seine Tochter Alina, meinen größten Schatz, gekümmert.

Umso glücklicher war ich, dass Torsten das wachsende Leben in mir sogleich mit in sein Herz geschlossen hatte.

Torsten und ich kannten uns damals schon vom Sehen. Wir lebten in Lippstadt, einer Kleinstadt, wo sich die jungen Leute eines ähnlichen Jahrgangs kennen. Kindergarten, Schule, Ausbildung, In-Treffs und Kneipen, irgendwo ist man sich im Laufe der Jahre immer mal wieder über den Weg gelaufen. Aber plötzlich war mehr zwischen Torsten und mir. Er hatte mich angerufen, und wir haben endlos lange geredet, auch über meine Situation. Dann haben wir uns verabredet und sind spazieren gegangen. Ich habe mich riesig gefreut. Torsten war superlieb, aufmerksam, bemüht. Das war Zuwendung, die ich damals wie ein trockener Schwamm das Wasser aufgesaugt habe. Torsten hat mein Herz im Sturm erobert. Ein lässiger Typ mit Jeans, gut aussehend, immer fröhlich, gesellig und immer für mich da. Als Alina am 22. September 2000 auf die Welt kam, hat er sich gefreut, wie ein Vater sich eben freut. Wir waren eine Familie, eine richtig glückliche. 2002 haben wir standesamtlich geheiratet, mit allen Verwandten, und das waren viele.

Für mich war das damals ein Abschluss, ein Schlussstrich, ein Happy End nach all den blöden Jahren, die hinter mir lagen. »Jetzt wird alles gut«, hat mir mein Papa damals ins Ohr geflüstert, und ich habe mich dankbar an ihn geschmiegt. Er ist für mich der beste Papa der Welt. Er hat immer viel gearbeitet und sich mit einem Partner eine gut gehende Maschinenbau-Firma aufgebaut, ein großes Unternehmen mit fast hundert Angestellten. Finanziell ging es uns deshalb immer gut. Aber auch emotional fehlte uns nichts. Papa hatte trotz der vielen Arbeit immer noch Zeit für mich und meine beiden Schwestern, die zehn Monate jüngere Ines und die neun Jahre jüngere Sarah. Ich erinnere mich an schöne Reisen ans Meer, wir haben gelacht, im Sand getollt, Familienleben genossen. Zu Hause hat er für uns gekocht, er konnte das gut. Papa ist wirklich ein toller Vater gewesen. Er war bestimmt nicht viele Stunden am Tag für uns da, aber die Zeit, die er uns schenkte, war intensiv. Und auch als ich selbst Mutter wurde und ohne

Vater für das noch ungeborene Kind dastand, sagte er sofort: »Wir packen das!« Ich konnte mich immer auf ihn verlassen und bin eindeutig ein »Papa-Kind«. Mit meiner Mutter hatte ich nie ein gutes Verhältnis. Nachdem sie 2003 meinen Vater verlassen hat, brach der Kontakt zu ihr schnell völlig ab. Seit vier Jahren habe ich sie nicht mehr gesehen.

Ich war 17, als ich von zu Hause ausgezogen bin. Ich wollte damals unbedingt frei sein, und um finanziell unabhängig zu sein, habe ich gekellnert. Später habe ich eine Ausbildung zur Friseurin angefangen, aber schnell wieder abgebrochen. Die Arbeit gefiel mir nicht, und ich kam mit meinen Kellner-Jobs finanziell auch viel besser um die Runden.

Papa hat mir auch keinen Druck gemacht und mir immer mal wieder etwas Geld zugsteckt. Vielleicht war ich deshalb einfach zu bequem, vielleicht war ich aber auch nie wirklich überzeugt von etwas. Ich weiß es nicht, jedenfalls blieb ich in der Gastronomie und habe es nicht bereut. Ich mag diese Arbeit. Man lernt nette Menschen kennen, kein Tag ist wie der andere, und mit dem Trinkgeld zusammen verdient man auch gut. Beruflich war ich mit meinem Leben zufrieden. Privat dank Torsten auf einem guten Weg. Und meine kleine Alina war ein Schatz. Und sie und Torsten waren von Anfang an ein Herz und eine Seele, er hat sie wie ich gewickelt, gefüttert, in den Kindergarten gebracht, Schularbeiten gemacht, und er hat ihr Fahrradfahren beigebracht. In unserer kleinen Familie war lange das Glück zu Hause.

Torsten und ich hatten selbst vor der Trennung keine großen Streitereien oder Auseinandersetzungen, keine unlösbaren Probleme. Die Liebe war uns einfach verloren gegangen. Wir haben uns wohl unterschiedlich entwickelt, vielleicht sind wir auch zu jung zusammengekommen. Es fühlte sich nicht mehr gut an, Torsten und ich lebten aneinander vorbei. Unser einst fröhliches Miteinander war nur noch selten oder gar nicht mehr zu spüren.

Von einer Freundin erfuhr ich dann eines Tages, dass es wohl eine andere Frau gab. Das war trotz allem ein Schock. Ich habe eine ganze Nacht lang durchgeweint, und am nächsten Morgen wusste ich, dass das das endgültige Aus für Torsten und mich und für unsere kleine Familie bedeutete. Meine Gefühle dazu waren gespalten. Auf der einen Seite war ich todtraurig, dass wir es nicht geschafft hatten, unsere Liebe zu halten, auf der anderen Seite fühlte ich aber auch Erleichterung. Das Unausgesprochene lag nun auf dem Tisch.

Torsten und ich sprachen uns endlich aus, wir waren uns einig, dass wir uns friedlich trennen wollten, und für Torsten war es keine Frage, dass er Alinas Vater war und blieb, dafür bin ich ihm bis heute dankbar.

Ich zog also mit Alina in eine kleine Drei-Zimmer-Wohnung. Torsten holte Alina fortan regelmäßig zu sich, sie verbrachte so viel Zeit wie möglich mit ihm. Auch an den Wochenenden war sie oft bei ihm, besonders wenn ich arbeiten musste. Ich kellnerte nur freitags oder samstags. Sonst brauchte mich Alina. Um uns trotzdem gut versorgen zu können, hatte mein Vater mir für die Wochentage Heimarbeit verschafft, das war optimal für mich als alleinerziehende Mutter. Obwohl mir manches Mal auch die Decke auf den Kopf fiel, besonders wenn Alina bei Torsten und seiner neuen Partnerin war. Ich konnte mich nur langsam auf mein neues Leben einstellen, die Einsamkeit und auch die Angst, keinen passenden Partner mehr zu finden und für immer allein bleiben zu müssen, quälten mich. Ich erinnere mich, dass schon oft die Tränen flossen, weil ich mich abgehängt und vom Glück betrogen fühlte. Eine große Hilfe waren meine Freundinnen, die vieles abgefangen haben. Oft standen sie an den Wochenenden, an denen Alina bei Torsten war, unangemeldet vor der Tür und schleppten mich kurzerhand mit zum Pizzaessen, Spazierengehen, auf ein Gartenfest oder, so wie heute, in die Disco. Und obwohl ich gar nicht auf Ausgehen vorbereitet war, habe ich den besten Abend seit Langem, denn ich flirte heftig und will jetzt wissen, ob ich es noch kann.

»Nein, Mann, ich will noch nicht gehen …«, dröhnt es weiter aus den Lautsprechern, und ich wippe melodisch mit den Füßen, während ich den attraktiven Tänzer beharrlich im Auge behalte.

»Ich nehme noch einmal dasselbe!«, rufe ich dem Barkeeper zu. Es ist der zweite Cocktail. Ich trinke sonst selten Alkohol, aber heute ist mir danach. Ich will nämlich auch noch nicht gehen, denn dieser Typ auf der Tanzfläche gefällt mir immer besser.

»Hey, Yvonne, so kenn ich dich ja gar nicht. Da hat es dir aber jemand richtig angetan!«

Meine Freundin stupst mich an und lacht. Sie hat bemerkt, dass ich ziemlich abgelenkt bin, zwinkert mir zu und nimmt mich fest in den Arm. »Ich gönne ihn dir«, flüstert sie mir ins Ohr. »Du brauchst mal ein paar Streicheleinheiten«, flachst sie weiter. »Wenn du Hilfe brauchst, sag mir Bescheid. Dann spreche ich deinen Dreamboy für dich an.«

Ich schüttele den Kopf. »Lass mal, das schaffe ich schon«, und dann stoßen wir ausgelassen mit unseren Gläsern an.

Was wohl mein Schwarm jetzt denkt, wenn er mich hier so

albern herumkichern sieht? Ob er mich überhaupt noch im Visier hat?

Peng! Jetzt treffen sich unsere Blicke. Ich versuche, dem standzuhalten. Eine Sekunde, zwei, drei … Schande, es gelingt mir nicht mehr. Ich habe wohl flirten verlernt und sehe nervös zu Boden. Als ich wieder hochsehe, passiert es wieder. Und wieder! Er beobachtet mich auch. Unsere Blicke suchen sich. »Na, dann mal ran!«, foppt mich meine Freundin und lässt mich mit einem Klaps auf die Schulter stehen. Soll ich? Der Alkohol macht mich mutig. Warum nicht!

Mit einer schnellen Bewegung stelle ich das Glas ab, rutsche vom Barhocker und gehe jetzt zielsicher auf die Tanzfläche zu dem Typen hinüber. Ich bin angeschickert, ganz klar. Sonst hätte ich mich so etwas nie getraut.

»Nein, Mann, ich will noch nicht gehen …«, wiederhole ich den Refrain und summe die Melodie mit, und als ich dann vor ihm stehe, sage ich leise:

»Ich heiße Yvonne, und du?«

»Ich heiße Martin!« Er sieht mir jetzt direkt in die Augen, und dieses Mal werde ich nicht nervös.

»Komm, lass uns tanzen«, sage ich. Mein Lieblingslied spielen sie nicht mehr, aber das ist egal. Ich liebe es einfach, mit diesem Mann auf der mittlerweile fast leeren Tanzfläche zu sein. Hoffentlich werden nicht so bald die Lichter angehen und signalisieren, dass für heute Schluss ist.

Die Luft ist stickig, die Bässe dröhnen bis in mein Körperinneres, es ist heiß. Aber ich bekomme all das gar nicht mehr richtig mit. Ich spüre nur diesen Mann neben mir und merke mit jeder Sekunde, dass ich mich in ihn verknalle.

Martin tanzt richtig gut. Das habe ich ja schon aus sicherer Entfernung von meinem Barhocker aus beobachtet. Aber jetzt kann ich seine Kraft und Geschmeidigkeit fast spüren, so nah kommt er mir. Aus den Augenwinkeln beobachte ich seine Bewegungen. Sie sind melodisch, kräftig. Er hat eine tolle Körperkontrolle. Was er wohl arbeitet? Ich tanze und tanze und tanze, und in meiner Fantasie tanze ich mich in die Arme dieses Mannes. Unsere Hände berühren sich schon, dann unsere Schulter. Ich lehne für eine Sekunde meinen Kopf an seinen. Er riecht nach einem würzigen Rasierwasser. Ich drohe kopfüber in ihm zu versinken.

»Magst du etwas trinken?«, höre ich ihn fragen, und ich spüre sanft seinen Atem auf meiner Haut.

Mensch Yvonne, pass auf, warne ich mich selbst. *Das geht doch viel zu schnell.*

»Halte dein Herz mal fest«, hat mich meine Freundin erst vor einem Tag gewarnt. Ich habe gelacht.

»Da kannst du aber sicher sein«, war meine Antwort.

Und jetzt? Es kann doch nicht sein, dass ich mal endlich wieder einen Abend ausgehe und mich sofort verliebe.

»Was ist? Gehen wir an die Bar?« Martin lässt nicht locker.

Was ist schon dabei?, denke ich. Ich kann doch wohl noch mit jemandem etwas trinken und mich unterhalten … »Ja klar, gern!«, sage ich gegen die Musik an.

Ganz eng sitzen wir dann an der Bar nebeneinander. Martin bestellt uns zwei Bier, und wir reden. Martin ist Tischler und arbeitet in der Firma seines Vaters. Es ist ein kleiner Betrieb, in dem nur die beiden arbeiten. Sie stellen Einrichtungen von Gaststätten her und bauen Küchen aus.

Martin erzählt offen, leise, ruhig, stellt aber auch Fragen. Wie ich die Musik finde? Ob ich oft hier bin? Wo ich wohne?

Ich mag es, wenn mir jemand Fragen stellt. Das heißt, er interessiert sich für mich. Das ist schön. Martin will viel wissen, und ich erzähle ihm viel von mir. Dass ich geschieden bin, eine zehnjährige Tochter habe, kellnere, aber auch bei meinem Vater oder besser für meinen Vater arbeite. Ich könnte noch Stunden mit Martin hier sitzen, aber der Barkeeper gibt uns ein Zeichen, dass der Laden gleich schließen wird – es ist schon kurz vor fünf am Morgen. Und mit einem Mal bin ich richtig müde, ich war ewig nicht so lange aus. Jetzt spüre ich auch den Alkohol, und in Kombination mit der schlechten Luft vom Zigarettenrauch – damals durfte man in Lokalen noch rauchen – geht es mir auf einmal nicht mehr gut.

»Ich muss nach Hause«, sage ich schnell, als meine Freundin neben mir steht und signalisiert, dass sie fahren möchte.

Ich frage noch nach Martins Nachnamen, den er mir auch sofort sagt, aber bei dem Lärmpegel um uns herum verstehe ich nur die Hälfte. Dann zieht auch schon meine Freundin an meinem Ärmel. »Komm, das Taxi wartet!«

»Ich heiße Yvonne, Yvonne Remmert«, rufe ich Martin noch beim Hinausgehen zu. Ob er mich verstanden hat?

*

Es ist Sonntag früh, ich bin gerade aufgewacht, und mein erster Gedanken gilt, ja wirklich, Martin. Ein gutes Zeichen? Ich weiß es nicht. Es ist bis jetzt nicht mehr als ein Kneipenflirt. Hoffentlich verrenne ich mich nicht in etwas, das dann doch aussichtslos ist ... Wie alt er wohl ist? ... Auf jeden Fall jünger als ich. Vermutlich bin ich ihm sowieso viel zu alt, und er meldet sich nicht mehr. Aber vielleicht fand er mich auch gut, und wer weiß, dann meldet er sich vielleicht doch. Vielleicht, vielleicht, ich mag nicht darauf warten, ob sich jemand für mich interessiert. Und überhaupt, ich weiß viel zu wenig von diesem Mann, und es ist Quatsch, überhaupt Gedanken an ihn zu verschwenden.

Aber ich muss auch ehrlich zugeben, dass ich nicht gern allein bin. Ich möchte schon eine Familie. So wie es mit Torsten, Alina und mir war, mit gemeinsamen Mahlzeiten und Ausflügen am Wochenende, das gefällt mir. Ich mag Familienleben. Vermutlich weil ich selbst nie ein richtiges hatte. Aber im Moment bin ich erst einmal das, was ich nie sein wollte: eine alleinerziehende Mama.

»Kopf hoch, in einem Jahr geht's dir wieder gut«, hat meine Freundin Sabine noch gesagt, als ich nach der Scheidung in ein richtiges Tief gerutscht bin. Ich kenne Sabine aus meiner Schulzeit. Sie hat all das, was ich nicht habe: eine stabile Beziehung und berufliche Sicherheit. Sie ist gelernte Krankenschwester, seit ihrem 15. Lebensjahr mit dem gleichaltrigen Bert, einem Ingenieur, zusammen und wirklich glücklich. Die beiden haben zwei Kinder, ein Häuschen, zwei Autos und fahren jedes Jahr nach Österreich. Eine Bilderbuchfamilie! Und trotz unserer unterschiedlichen Lebensumstände sind wir immer ein Herz und eine Seele geblieben. Wir verstehen einander ohne viele Worte, und wir halten zusammen, egal was kommt. Sabine ist meine allerbeste Freundin, und ich bin wirklich dankbar, dass es sie in meinem Leben gibt.

Sie kennt mich vermutlich wie kein anderer Mensch, und sie weiß, dass ich nicht gern allein lebe. Ich möchte Zugehörigkeit. Einen Menschen, der an mich glaubt, mich stark macht und mir hilft, auch mit Krisen und Enttäuschungen fertigzuwerden. Ich kann nicht gut alles mit mir allein abmachen. Mir fehlt ein Vertrauter, ein Komplize, jemand, der zu mir hält. Ich glaube, mir fehlt das so stark, da ich keine Mutter hatte, der ich mich so nah fühlen konnte. Jetzt, mit 33 Jahren und einer süßen Tochter, mag ich nicht wieder allein alles meistern. Ich möchte einen Baum an meiner Seite zum Anlehnen, einen Baum, der unverrückbar neben mir steht, für immer, und der auch mal Schatten und Trost spendet.

Könnte das dieser Martin sein?

Vielleicht hat meine Freundin recht. Vielleicht bin ich in einem Jahr wieder glücklich und sollte jetzt nichts überstürzen. Ich brauche keine neuen Risse in meinem Herzen. Ich sollte mir Zeit lassen mit einer neuen Liebe. Ein Jahr, so wie Eva sagt. Aber das ist verdammt lange.

Ich bin durcheinander und brauche Ruhe. Es ist erst neun Uhr. Müde kuschele ich mich noch einmal unter meine Decke. Torsten bringt Alina erst am Abend zurück. Ich kann also ausschlafen, träumen, an Martin denken, auch wenn ich nicht weiß, ob das sinnvoll ist.

Ich ziehe mir die Decke jetzt ganz über das Gesicht und fühle mich in der dunklen Höhle geschützt und wohl, und während ich vor mich hindöse, male ich mir aus, wie mein Glück aussehen könnte.

Ich lebe mit meiner neuen großen Liebe und Alina in einem schönen alten Haus mit Garten. Mein Mann kommt abends um 18 Uhr nach Hause, und wir essen gemeinsam im Wintergarten.

»Hey Liebling, was gibt's denn heute Leckeres?«, fragt er mich schon in der Küchentür und strahlt mich verliebt an.

Dann gibt er mir einen Kuss und sieht neugierig in den Backofen, in dem schon eine Lasagne brutzelt.

»Lass uns schnell den Tisch decken. Ich bin furchtbar hungrig«, meint er, und so drücke ich ihm die Teller und Besteck in die Hand, schnappe mir schnell zwei Gläser und eine Flasche Wein. Draußen sitzt Alina in der Hollywoodschaukel und liest ein Buch. Beim Essen dann sitzen wir zu dritt am Tisch. Die Abendsonne kitzelt mein Gesicht, ich nippe am Wein, die Lasagne dampft auf den Tellern, wir lachen. Alina erzählt von der Schule, mein Mann von seinem Job, und gemeinsam träumen wir von einer Reise ans Meer, am liebsten an die Ostsee.

»Lass uns nach Grömitz fahren«, schlage ich vor, und Alina springt begeistert auf. »Oh ja, das wäre schön. Eine Woche.« Mein Mann nickt begeistert, und dann schwärmen wir vom Urlaub am Meer. »Ich mag den herben Wind, das Rauschen der Brandung, das Wechselspiel der Wolken am Himmel«, erzähle ich, und wir plappern, lachen, träumen, bis die Sonne untergeht. All das möchte ich in einem Jahr haben oder, wenn das zu voreilig ist, wenigstens in zwei, drei oder vier Jahren. Ich bin nur ein bisschen ungeduldig. Hauptsache, ich erlebe es noch und bleibe nicht für immer allein.

Pling! – Auf »MeinVZ« ploppt gerade eine Nachricht hoch. Neugierig rutsche ich aus dem Bett und hole meinen Laptop aus der Küche. Zurück im wohlig warmen Bett sehe ich nach, wer mir geschrieben hat, und dann huscht auch schon mehr als ein Lächeln über mein Gesicht, als ich Martins Namen lese. Von wegen, ich bin ihm nicht wichtig. Er schreibt mir. Vermutlich ist es das Erste, was er heute früh gemacht hat. Er ist aufgewacht, hat an mich gedacht, recherchiert und mir dann diese Nachricht geschrieben:

»Nein, Mann, ich wollte auch nicht gehen … Schade, dass du gegangen bist. Es war ein schöner Abend. Danke für den letzten Tanz!«

Meine Finger fliegen nur so über die Tastatur, als ich meine Antwort schreibe.

»Ich fand den Abend auch schön, superschön sogar, und du bist ein toller Tänzer«, schreibe ich zurück, und dann kommt schon der mutige Vorschlag von Martin.

»Ich möchte dich gern wiedersehen!«

»Das möchte ich auch!«

»Morgen Abend im Cappuccino?

»Ja schön, ich freue mich.«

Als ich den Laptop ausstelle, hüpft mein Herz vor Freude. Ich weiß, Sabine, du findest das jetzt blöd. Ich höre die Vorwürfe meiner Freundin genau. »Lass dir Zeit und verschenke dein Herz nicht so schnell.« Aber was soll ich tun? Ich kann nichts dafür, dass ausgerechnet dieser Mann vor mir stand, der mich vom ersten Moment an faszinierte. Was wohl Alina dazu sagen wird? Egal, von mir erfährt sie erst einmal nichts. Sie hat genug Durcheinander erlebt. Meine kleine Alina wird einen neuen Freund von mir erst kennenlernen, wenn ich ganz sicher bin, dass es der Richtige ist und er mit uns als Familie leben will. Und da bin ich ja noch lange nicht.

Als ich zurück in mein Kopfkissen sinke, ist trotzdem alles anders. Mein Herz pumpert. Ich kann nicht mehr einschlafen. Ganz klar. Ich bin verliebt, und zwar so richtig.

Kapitel 2

»Stille Nacht, heilige Nacht …«

Ich gehe Hand in Hand mit Martin durch die Fußgängerzone und genieße die vorweihnachtliche Stimmung. Aus den Geschäften klingen Weihnachtslieder nach draußen, aus den Buden duftet es nach gebrannten Mandeln, nach Zimt und Vanille, und überall blinkt und funkelt es.

»Komm, lass uns einen Glühwein trinken«, meint Martin und zieht mich hinüber zu einem Stand. »Hier bei Charly schmeckt er am besten.«

Wenig später stehen wir ganz eng aneinandergekuschelt am Stehtisch und nippen an dem herrlich heißen Getränk. Martin legt liebevoll den Arm um meine Schulter, zeigt offen: Ich gehöre zu ihm.

Ich mag seine Nähe, seine Wärme, seine Verbindlichkeit. Und doch fühle ich mich hier auf dem Weihnachtsmarkt meiner Heimatstadt jetzt unwohl. Ich finde Martin immer noch toll, das ist nicht das Problem. Wir verstehen uns auch wirklich gut. Ich mag seinen Humor, die positive Art, mit der er Probleme angeht. Martin ist unbekümmert, nimmt nichts wirklich ernst, glaubt immer, dass sich die Dinge von allein klären. Für ihn ist das Leben ein bisschen wie ein Spiel, leicht, unterhaltsam, fröhlich. Anfangs hat mir das gutgetan. Ich hatte nach der Trennung von Torsten doch viel gegrübelt. Mit Martin war das vorbei. Wir hatten Spaß, sind ausgegangen, haben Filme gesehen, mit Alina auf Spielplätzen herumgealbert. Es war eine herrlich unbeschwerte Zeit, und ich habe sie genossen. Aber ich sehe unsere Beziehung inzwischen auch kritisch. Nachdem der erste Rausch der Gefühle etwas abgeklungen ist, fällt mir der große Altersunterschied immer mehr auf. Martin ist zehn Jahre jünger als ich. Zehn Jahre! Daran habe ich wirklich zu knabbern. Klar habe ich schon am ersten Abend in der Disco gesehen, dass Martin jünger als ich ist, aber ich hatte keine Ahnung, dass uns so viele Jahre trennen. Als wir uns dann an diesem Oktobersonntag in einem Bistro zum Cappuccino getroffen haben, wollte ich nicht darüber nachdenken. Ich habe mich in die Situation fallen lassen, mich angenommen und geborgen gefühlt. Martin hat mir einfach gefallen. Er war vom ersten Moment an liebevoll und zugewandt, hat viel nach meinem Leben, nach Alina gefragt. Er interessierte sich für alles von mir: meine Familie, meinen Job, meine Freunde. So intensiv und so schnell hatte ich noch keinen Mann kennengelernt.

»Auf so eine tolle Frau wie dich muss man aufpassen«, hat Martin mir damals gesagt und zärtlich nach meiner Hand gegriffen.

Ich habe es genossen, denn die Wärme seiner Hand durchströmte meinen ganzen Körper. Ich fühlte mich warm wie in einem Kokon, umhüllt von Zuwendung, angekommen, und von diesem Moment an waren wir unzertrennlich.

Als er mir Tage später sein Alter sagte, war meine erste Reaktion: Das geht nicht. Ich bin 33 Jahre alt, habe ein Kind, und er ist gerade mal 23, ein Jüngling. Aber das sagte mein Kopf. Mein Herz sagte etwas anderes. Ich war verliebt. Ich hätte ihn nicht wegschicken können. Dazu war es zu spät. Ich wäre nicht mehr von ihm losgekommen. Also habe ich die Liebe gelebt, ein paar unbeschwerte Wochen lang. Aber die Skepsis ist geblieben, und mittlerweile dominiert sie meine Gedanken. Inzwischen glaube ich, dass es bei Martin nicht Leichtigkeit ist, die ihn so fröhlich durchs Leben gehen lässt, sondern schlichtweg Unreife. Und ich sehe es glasklar: So ein ungleiches Paar, wie wir es sind, kann keine Chance auf ein dauerhaftes Glück haben. Es passt eben nicht, und irgendwann wird sich das zeigen. Dann bin ich in seinen Augen eine alte Frau, und er wird mich für eine jüngere abschießen. Das muss ich einplanen. Aber bis dahin, das habe ich mir fest vorgenommen, bis dahin will ich die Zeit mit ihm genießen, unbekümmert, und nicht weiter nach vorn denken. Aber muss es unbedingt in der Öffentlichkeit sein?

»Ich liebe dich«, haucht mir Martin jetzt ins Ohr und küsst mir zärtlich aufs Ohr. Ob mir der Glühwein zu Kopf steigt? Oder die romantische Weihnachtsmusik? Oder beides? Jedenfalls pfeife ich plötzlich auf die Menschen, die sich den Mund über uns zerreißen könnten, und kuschele mich an Martin. Jeder kann sehen, dass wir uns lieben, und wenn sie alle tuscheln, dass ich mir diesen hübschen Jungen gekrallt habe, dann ist das eben so. Wir beide wissen, dass es nicht so ist.

Ich habe so viele Enttäuschungen hinter mir, ich muss einfach mal die Grübelei lassen, mir weniger Gedanken machen und den Moment leben. Heute ist es gut mit uns, ach was, wunderschön. Und das kann mir niemand nehmen. Wer weiß schon, was morgen, übermorgen, in zwei Jahren ist.

»Ich liebe dich auch«, flüstere ich, und Martin zurrt mir seinen Schal um den Hals, damit mir nicht kalt wird. Er ist so süß. Er passt wirklich auf mich auf, mein wunderbarer Martin.

Sechs Wochen sind wir gerade mal ein Traumpaar, und er weiß alles von mir, ich aber auch alles von ihm. Wir sitzen oft zusammen und reden, an den Wochenenden manchmal die ganze Nacht durch.

Martin hat schwere Jahre hinter sich. Als er mir seine Familiengeschichte erzählt hat, war ich geschockt. Ich dachte immer, ich hätte es nicht leicht gehabt. Aber was Martin durchmachen musste, ist ein anderes Kaliber.

Seine Eltern haben sich früh getrennt. Die Mutter hat getrunken. Sie ist mit Martin in ihrem Elternhaus geblieben. Die Oma wohnte unten. Martins Mutter war lieb, solange sie nüchtern war. Wenn nicht, wurde sie aggressiv. Martin hat dann auch Schläge bekommen. Aber er hat seine Mutter geliebt und alles hingenommen. Mehr noch, er hat sogar versucht, die Mutter zu schützen. Niemand sollte merken, wie schlimm es um sie stand.

Als er 13 Jahre alt war, hat man sie bewusstlos im Wohnzimmer gefunden. Ein paar Tage später ist sie im Krankenhaus gestorben.

Der plötzliche Verlust war für ihn ein Schock, ein tief sitzender. Ich glaube, er hat sich bis heute nicht davon erholt. Martin hat seine halbe Jugend funktionieren müssen. Das hat ihn auf der einen Seite stark gemacht. Er kann aushalten, sich zurücknehmen, durchhalten. Aber es hat ihn auch später jung und übermütig gemacht.

Er hat es genossen, mit 16 Jahren auszubrechen, über die Stränge zu schlagen, einfach zu machen, wonach ihm der Sinn steht. Nicht stark sein und aushalten, sondern das machen, was man in dem Moment gerade spürt: Übermut, Freude, Leichtsinn und auch mal Kontrollverlust. Das ist Jugend. Martin ist ausgegangen, hat die Nächte durchgemacht, hin und wieder auch die Schule sausen lassen. Mittlerweile ist das vorbei. In der Firma seines Vaters ist er diszipliniert und zuverlässig. Aber das Ausgehen mag er immer noch. Er ist oft die ganze Nacht durch mit seinen Freunden unterwegs, während ich zu Hause mit Alina Weihnachtskekse backe und anschließend Kinderfilme sehe.

In solchen Momenten fällt mir auf: Es passt nicht. Wir leben in unterschiedlichen Lebensdekaden. Er probiert sich in Discos und Kneipen aus, und ich bin eine Mutter, die sich nach Familienleben sehnt. Wir sind zwar ein Paar, auch ein wirklich verliebtes. Aber der Altersunterschied bringt eben nicht nur Leichtigkeit in unsere Zweisamkeit, sondern auch Missstimmungen. Ich arbeite seit meinem 17. Lebensjahr mehr oder weniger regelmäßig in der Gastronomie. Wenn man Abend für Abend mit Betrunkenen zu tun hat, möchte man in seiner Freizeit nicht auch noch in Kneipen abhängen. Ich will ein anderes Leben. In solchen Momenten frage ich mich natürlich schon: Was soll das also alles? Und es kommen wieder Zweifel hoch. Zumal mich auch meine Freunde mit Skepsis füttern. »Du vergeudest deine Zeit«, meint meine Schwester Ines. »Du bist für ihn nur ein Abenteuer«, sagt meine Freundin Sabine. Und ich gebe beiden recht. Vermutlich wäre es vernünftig, mich von Martin zu trennen und nach einem gleichaltrigen Mann Ausschau zu halten. Nur wenn mein Herz frei ist, kann das etwas werden. Aber wie soll ich das machen, wenn ich Martin doch liebe?

Er holt gerade zwei neue Glühwein. Als er zurückkommt und mir den Becher hinstellt, fällt ihm mein nachdenklicher Blick auf.

»Was ist los, Schatz?«, fragt er erstaunt. Ich sehe ihn an, und meine Augen füllen sich mit Tränen.

»Was ist los, Engelchen, komm her«, sagt er leise und küsst mir zärtlich das Haar.

Ich schüttele den Kopf, murmele nur: »Gar nichts«, aber viele Bilder drehen sich in meinem Kopf. Habe ich mit Martin eine Chance? Ein paar Tage durchmachen, nicht nach Hause kommen, ja, das mag cool sein. Aber so bin ich nicht. Ich sehne mich nach Verlässlichkeit, nach einem Menschen, der zu mir steht. Immer.

Und jetzt durchzuckt es mich richtig. Denn Martin macht eigentlich genau das. Er ist zuverlässig und immer für mich da, aber er tingelt auch durch Bars und Discos und schlägt über die Stränge wie ein halbes Kind.

Ach, diese sich drehenden Gedanken in meinem Kopf. Martin und sein Alter, die zehn Jahre Unterschied spielen wie immer Pingpong mit meinen Gefühlen. Die Gewissheit, dass Martin so jung ist, wirft mein Herz schon wieder hin und her. Gestern noch war ich überschwänglich glücklich und hätte auf jede Vernunft gepfiffen. Heute bin ich traurig und verunsichert und denke an Trennung.

»Ich liebe dich, Kleines«, sagt er wieder, und ich kann nicht anders, als mich ganz fest an ihn zu schmiegen.

»Ich liebe dich auch«, sage ich leise, und dann küssen wir uns wieder, leidenschaftlich, innig. Ein Kuss, der alle meine Bedenken zur Seite schiebt. Wir sind ein Paar, eben eins mit einem großen Altersunterschied, aber glücklich.

Als wir uns auf den Heimweg machen, fühle ich mich Martin so nah wie nie zuvor. Engumschlungen laufen wir durch die Einkaufsstraße zurück zum Auto. »Wollen wir heute einen Film zusammen sehen?«, frage ich, als wir in seinen Wagen steigen. »Heute kommt ein wunderbarer Krimi. Hast du Lust?«

Martin lässt den Motor an, bleibt mir aber die Antwort schuldig.

»Sag mal, was hältst du davon?«, hake ich nach.

Martin sieht jetzt starr auf die Straße. »Ich bin mit Tom verabredet. Wir wollen zocken«, sagt er fast schon trotzig.

Für mich ist die Antwort wie eine Ohrfeige und die totale Ernüchterung. Also doch, er hat nur Partys und Kinderkram im Kopf, und ich blöde Kuh lasse mich immer wieder von der albernen Gefühlsduselei einwickeln. Mir reicht's!

»Halt an!«, rufe ich laut, und Martin erschrickt so sehr, dass er wirklich das Auto mit einer Vollbremsung zum Stehen bringt. Zum Glück sind wir noch auf dem Parkplatz, und zum Glück ist niemand hinter uns.

»Es hat keinen Sinn, du bist wie ein Kind«, schimpfe ich wütend drauflos, schubse die Autotür auf und springe heraus. Martin versucht, mich noch am Arm festzuhalten, aber ich reiße mich mit einem Ruck los.

»Geh doch zocken und treibe dich danach noch die ganze Nacht in den Kneipen herum. Mach, was du willst«, zische ich, und dann knalle ich mit Schwung die Wagentür zu.

Mit schnellen Schritten laufe ich durch die parkenden Autos Richtung Innenstadt. Ich komme auch allein nach Hause. Tränen laufen mir über das Gesicht. Ich bin so traurig. Ich liebe Martin, wirklich, aber er benimmt sich wie ein Teenager.

Ich muss vernünftig sein und diesen Halbwüchsigen einfach laufen lassen. Ich brauche einen richtigen Mann an meiner Seite. Es reicht!

*

Ich weiß nicht, wie lange ich durch die Stadt zur Wohnung laufe, eine halbe Stunde bestimmt. Ich könnte schneller sein, will es aber gar nicht. Statt schnurstracks nach Hause zu gehen, lasse ich mir Zeit, sehe mir geduldig die Auslagen in den Schaufenstern an. Der Wind ist eisig, und ab und zu tanzen Schneeflocken durch die kalte Winterluft. Ich friere, aber ich zögere es bewusst hinaus, nach Hause zu kommen, weil ich Angst habe, in der leeren Wohnung zu sein. Alina ist heute bei Torsten. Auf mich wartet also niemand. Verdammt, es wäre schön, wenn sie mit mir auf dem Sofa kuscheln könnte. Aber ich werde allein vor dem Fernsehapparat meinen Abend vertrödeln, während überall um mich herum die Menschen fröhlich und ausgelassen zusammensitzen und das Adventswochenende genießen. Verdammt, warum gibt's für mich nie ein Happy End?

Als ich endlich die Haustür aufschließe, bin ich durchgefroren und fühle mich elend. Aber nicht nur äußerlich ist mir kalt, auch mein Herz friert. Mir fehlt Martin.

*

»Hast du Zeit? Ich möchte gern mit dir sprechen.«

Es ist Mitte Februar, ein Montag, kurz nach 19 Uhr. Ich habe mit Alina zu Abend gegessen und die Wäsche gebügelt, als es an der Tür klingelt.

Und jetzt steht Martin vor mir, und ich bin völlig baff. Fast zwei Monate lang haben wir uns nicht gesehen. Es waren acht schlimme Wochen, 56 grausame Tage. Ich konnte die ganze Zeit über kaum etwas essen, und hätte ich nicht für Alina sorgen müssen, wäre ich am liebsten einfach im Bett liegen geblieben und hätte mich durch den Tag geheult. Aber so hat mir ihr Schultag Struktur gegeben. Ich musste ja jeden Morgen um halb sieben aufstehen, mich um den Haushalt kümmern, einkaufen, kochen.

Alina geht in die fünfte Klasse der Realschule und macht sich richtig gut. Sie liebt Kunst, malt schöne Bilder, versucht schon Porträts, und ich bin ihr Lieblingsmodell. Und ich muss sagen, das macht sie klasse. Ich erkenne mich gut wieder. Aber sie malt auch wunderschöne Landschaftsbilder in herrlichen Farben. Deshalb bringe ich sie auch zweimal in der Woche nachmittags zum Kunstunterricht.

Außerdem arbeite ich wieder an drei Tagen in der Woche in einem Lokal. Ich brauche das Geld, aber auch die Ablenkung. Die Arbeitszeiten sind ideal für mich als Mutter. Ich habe die Schicht, wenn die Kleine schon im Bett liegt. Das ist für mich ideal. So kann ich nachmittags immer für meine Kleine da sein und bin trotzdem finanziell unabhängig. Aber auch abends, wenn ich weg bin, ist Alina versorgt. Über uns wohnt eine gute Freundin, die zwei Kinder hat. Sie sieht zwischendurch nach ihr, und Alina könnte sie jederzeit erreichen, wenn etwas wäre.

Aber ich halte mich nur äußerlich gut. Innerlich geht es mir schlecht. Ich zwinge mich, Martin zu vergessen, und er hat es vermutlich auch getan. Anfangs hat er mich mit Anrufen bombardiert und mir Tag für Tag den Anrufbeantworter vollgesprochen. Aber ich habe einfach nicht reagiert. Ich kann gar nicht sagen, wie schwer das gewesen ist, neben dem Telefon zu stehen und das Surren zu hören und nicht dranzugehen. Ich habe oft vor Anspannung geweint, aber ich wollte ihn nicht sprechen. Ich wusste genau: Wenn ich seine Stimme höre, erwischt es mich sofort, und alles geht von vorn los. Ich habe ihn mir regelrecht aus dem Herzen gerissen und mich weggeduckt, und irgendwann war Ruhe.

Aber jetzt ist Martin da, er steht mit einem Strauß roter Rosen vor mir und sieht mich so lieb an wie damals in der Disco, als wir uns kennengelernt haben.

»Komm rein«, sage ich und halte Martin die Tür auf. Ich bin aufgeregt. Mir zittern sogar die Knie, und in meinem Magen habe ich ein schwummeriges Gefühl. Ich bin unsicher. Was passiert jetzt wieder mit uns? Geht alles von vorn los?

Martin scheint meine Gedanken zu lesen. Er zögert nicht lange und sagt schon im Flur: »Du hast recht. Ich muss mich ändern!«

Ich wollte ihm gerade etwas zu trinken anbieten und ihn fragen, wo wir uns hinsetzen wollen. Aber mit diesen zwei Sätzen hat er es sofort auf den Punkt gebracht. Damit ist klar, was sein Besuch bei mir soll. Kein langes um den heißen Brei Herumreden. Er will, dass wir von vorn beginnen.

Ich stehe jetzt vor ihm und weiß nicht, was ich sagen soll. Martin sieht schlecht aus. Seine Haut ist weiß, und seine Wangen wirken eingefallen. Er trägt noch seine beige Arbeitskleidung und ist offenbar direkt von der Firma zu mir gefahren. Ich sehe sofort, dass er mächtig abgenommen hat. Der schwere Stoff der Latzhose schlottert um seine Beine, und er wirkt darin fast schon klapprig. Er tut mir leid.

»Möchtest du etwas essen?«, frage ich und sage das nur, um Zeit zu gewinnen. Ich weiß nicht, wie ich reagieren soll, und rede einfach nervös weiter, dass ich noch etwas Nudelauflauf vom Mittag habe und eine Hühnersuppe und dass er sich aussuchen kann, worauf er Appetit hat. Ich plappere, um irgendetwas zu tun, und zu allem Überfluss fange ich auch gleich an, alle möglichen Schalen aus dem Kühlschrank zu holen und auf dem Küchentisch aufzubauen.

»Der Auflauf ist wirklich lecker. Du magst doch Auberginen, nicht wahr? Das habe ich nicht vergessen. Möchtest du etwas davon?«, schwatze ich weiter, und Martin nickt.

»Und die Suppe vorher? Ich denke, gerade jetzt am Abend wird sie dir guttun. Ich mache sie gleich warm, geht ganz schnell.«

Die Sätze purzeln förmlich aus meinem Mund, und ich finde kein Ende.

»Du kannst auch etwas Salat haben. Was meinst du? Soll ich dir den mit frischen Tomaten machen?«

»Wie du magst, es ist egal. Mache dir bitte nicht so viel Mühe!« Er fasst mich jetzt an den Arm. »Du, ich bin nicht gekommen, um zu essen. Ich möchte mit dir reden.«

»Ja, das kannst du doch auch, aber beim Essen, okay?«

Und dann ziehe ich meinen Arm weg und beginne, gleich mehrere Teller für ihn auf den Tisch zu stellen.

»Setz dich, ich mache das alles nur schnell warm.«

»Martin?« Alina kommt aus ihrem Zimmer. Sie hat Schularbeiten gemacht, jetzt läuft sie auf Martin zu, schmiegt sich zur Begrüßung an ihn.

»Martin, ist das toll, dass du da bist. Kommst du jetzt öfter?«, will sie wissen und zeigt ihm stolz ein neues Buch, das sie jetzt in der Schule liest. »Hier, sieh mal, das geht um alte Holzskulpturen. Damit kennst du dich doch aus, nicht wahr?«

Martin strahlt sie an, streichelt ihr über das Haar. Ganz lieb.

»Na ja, bestimmt nicht so gut wie du jetzt!«

Und Alina erzählt ihm im Zeitraffer, was in den letzten Wochen alles bei ihr passiert ist. Sie redet von der Schule, ihren beiden besten Freundinnen, dem neuen Handy, das sie vom Opa bekommen hat. Sie erzählt, beschreibt, lacht aus ganzem Herzen. Die beiden haben sich von Anfang an gemocht. Wir haben oft zu dritt hier gekocht und Karten gespielt. Martin mag Kinder sehr, und mit Alina war er sofort ein Herz und eine Seele. Jetzt zeigt sie ihm unbekümmert eine Zeichnung, die sie in der Schule gemacht hat, und Martin lobt das Bild überschwänglich.

»Du wirst bestimmt mal eine tolle Malerin«, sagt er, und meine Kleine lächelt ihn selig an.

»Wollen wir gleich ›Mensch ärgere dich nicht‹ spielen?«, fragt Alina jetzt und sieht abwechselnd zu Martin und zu mir.

»Das musst du mit deiner Mutter besprechen«, antwortet Martin geschickt und sieht mich lächelnd an.

»Und? Wollen wir?«

Ich möchte die Frage nicht beantworten und weiche aus, indem ich Alina nach ihren Schularbeiten frage. »Hast du Deutsch schon fertig? Du musst doch einen Aufsatz schreiben.«

»Alles fertig, Mama, komm schon, lass uns spielen. Martin, du bleibst doch noch ein bisschen, oder?«

»Ja, mein Schatz, ganz bestimmt«, beende ich mein Zögern. »Aber jetzt lass ihn erst einmal in Ruhe essen, und dann entscheiden wir, was wir noch machen wollen, okay?«

Alina nickt und fängt gleich an, Martin eine Serviette und das Besteck hinzulegen.

Wir essen zu dritt. Ich mache uns Mädels auch noch etwas vom Auflauf warm, und es fühlt sich gut an, wie bei einer ganz normalen Familie.

»Die Mathe-Arbeit war kinderleicht«, plaudert Alina fröhlich drauflos. »Ich habe bestimmt eine 2.«

»Wenn das stimmt, dann lade ich dich ins Kino ein«, antwortet Martin. »Und du weißt, was ich sage, halte ich auch.«

»In welchen Film gehen wir denn?«, will Alina wissen.

»Ins ›Dschungelbuch‹, den Film wollten wir doch vor Weihnachten schon sehen. Jetzt holen wir das nach!«

»Das ist ja super. Und Mama nehmen wir mit!«

Und jetzt sehen mich zwei Augenpaare erwartungsfroh an. Ich lächele Alina zu, und dann blicke ich in Martins Augen. Sie sind traurig und schimmern feucht. Wir blicken uns lange an, stumm, ineinander versunken. Dann stehe ich auf und nehme Martin in den Arm. Wir sagen kein Wort, spüren uns nur. Ich rieche seine Haut, spüre seinen Herzschlag, und während wir uns einfach nur festhalten, vermischen sich unsere Tränen auf unseren Wangen. Wir lieben uns, egal wie alt wir sind und egal was passiert. Wir gehören zusammen. Das Schicksal will es so. Ich werde mich fügen.

Kapitel 3

»Schieb die Vase noch ein bisschen nach links, nein, nicht so weit. Etwas zurück. Ja, prima. So sieht es wunderbar aus!«, sagt Martin.

»Wirklich?« Ich gehe rüber zu ihm und betrachte die Fensterbank im gemeinsamen Wohnzimmer unserer schönen neuen Vier-Zimmer-Wohnung.

»Und, zufrieden?«

»Ja, rundherum. Und wohin wollen wir nun den Schrank stellen? Neben dem Fenster fand ich ihn blöd.«

»Ich auch, komm, fass mal mit an. Wir schieben ihn neben die Tür.«

Unser Wohnzimmer sieht wunderschön aus. Ganz mit weißen Möbeln und grüner Deko. Ich liebe Farbe, und Martin mag, dass ich mich so engagiert um die Einrichtung kümmere.

Vor zwei Monaten sind wir zusammengezogen, die Wohnung liegt in Wadersloh, einem Örtchen mit 10.000 Einwohnern, Martins Heimatort, unweit der kleinen Stadt, aus der ich komme. Sie befindet sich im Haus seiner Oma, die im Erdgeschoss wohnt. Und hierhin hat er mich und Alina jetzt geholt.

Die Wohnung im ersten Stock, die Martin von seiner Mutter übernommen hat, ist vortrefflich geschnitten.

Ich verstehe mich gut mit Martins Oma. Sie ist eine ganz zauberhafte Frau, warmherzig, liebenswert, offen.

»Du bist also Yvonne, na, dann komm mal her!« So herzlich hat sie mich begrüßt und gleich in den Arm genommen und geküsst. Mein Alter, die Tatsache, dass ich geschieden und Mutter bin, all das spielte für sie keine Rolle. Sie mochte mich und hat mir das auch gezeigt, indem sie mich von Anfang an wie ein eigenes Kind behandelt hat.

Auch mit Dominik verstehe ich mich prima. Er ist zwei Jahre älter als Martin und ein freundlicher Typ.

Martins Vater Ulrich habe ich auch schon kennengelernt. Ich wollte Martin in der Firma überraschen, als er sofort auf mich zukam.

»Du bist also Martins Traumfrau«, hat er zur Begrüßung gesagt und mich wie die Oma auch gleich fest in den Arm genommen. Dann hat er mich angelächelt und gemeint: »Ich kann verstehen, dass er immer so von dir schwärmt. Willkommen in der Familie!«

Sie sind alle so lieb, so herzlich. Ich fühle mich richtig wohl.

Meinen Vater hat Martin natürlich auch kennengelernt, und das Treffen war mehr als unkompliziert. Papa hat uns zum Grillen eingeladen. Gleich zu Beginn des Abends hat er ihm ein Bier in die Hand gedrückt, sich ein Bier aufgemacht, mit ihm angestoßen, und das Eis war gebrochen. Dass Martin viel jünger ist, hat Papa irgendwie gar nicht mitbekommen. Er hat auch nie gefragt. Es scheint ihn nicht zu interessieren. Mein Vater will nur, dass ich glücklich bin, und wenn ich das mit Martin bin, freut er sich mit mir.

Und während ich in unserem Familiennest noch alles liebevoll in Grün dekoriere, ahne ich nicht, dass mir mein Glück bald um die Ohren fliegen wird. Denn in Wadersloh ist unsere gemeinsame Zeit nur von kurzer Dauer. Aber bevor mich mein eigenes Schicksal einholt, wird Martins und meine Beziehung auf eine erste, ganz andere Probe gestellt.

*

»COPD …« Die Diagnose dieser lebensgefährlichen Lungenkrankheit erschüttert uns alle zutiefst. Martins Vater hat in den letzten Wochen immer häufiger gehustet. Martin hat mir zwar davon erzählt. Aber wir haben das nicht so ernst genommen und sind von einer hartnäckigen Erkältung ausgegangen. Im Tischlereibetrieb ist es zugig. Bei schwerer körperlicher Arbeit kommt man ins Schwitzen, und dann verkühlt man sich leicht.

Ich wusste zwar auch, dass Ulrich sich in letzter Zeit häufig schlapp fühlte, habe das aber auch nicht besonders verfolgt. Was ich gemerkt habe, war vielmehr, dass Martin in letzter Zeit furchtbar viel arbeiten musste. Die kleine Firma hat reichlich Aufträge, auch fristgebundene. Und weil der Vater manches Mal nicht so richtig konnte, musste Martin umso mehr schaffen. So kommt es, dass wir immer weniger gemeinsame Zeit haben. Martin kommt oft erst um 20 oder 21 Uhr nach Hause, ist todmüde und auch ziemlich gereizt. Kein Wunder, es lastet zu viel auf ihm.

Er arbeitet für zwei und trägt inzwischen die ganze Verantwortung allein, und dann wächst die Sorge um den Vater von Tag zu Tag. In dieser angespannten Situation erhalten wir die Hiobsbotschaft, dass Martins Vater an einer tödlichen Krankheit leidet.

Damit haben die Beschwerden einen Namen, und der hört sich schlimm an. COPD, eine fortschreitende Lungenkrankheit. Als Martin mir davon erzählt, sitzen wir zu zweit am Tisch. Alina ist schon im Bett. Martins Hände zittern, als er die Krankheit beschreibt.

»Die Ärzte sagen, dass er nicht wieder gesund wird«, sagt er mit bebender Stimme. »Allein kann ich die Arbeit in der Firma nicht packen«, sagt er weiter, und seine Stimme klingt resigniert. »Ich weiß nicht, wie es weitergehen soll.«

Ich nehme seine Hand, streichele sie. Ich möchte Zuversicht ausstrahlen, weiß aber, dass ich kaum Möglichkeiten dazu habe. Ich habe auch Angst vor der Zukunft. Was ist, wenn die Firma geschlossen wird. Wovon sollen wir leben? Bestimmt kann ich noch mehr Stunden arbeiten, aber selbst dann kann ich mit meinem Einkommen unseren Lebensunterhalt nicht verdienen.

»Wir fühlt sich Ulrich denn? Hat er Schmerzen?«, will ich wissen. Und Martin erzählt, dass sich sein Zustand in den vergangenen Wochen sehr verschlechtert hat, er hat mittlerweile große Mühe durchzuatmen, hustet ständig und fühlt sich kraftlos.

»Papa sieht so gequält aus«, spricht Martin jetzt weiter. »Er jammert nicht viel. Muss er auch nicht. Ich weiß, dass er leidet.«

Martin drückt jetzt meine Hand, sieht mir in die Augen. »Weißt du, du musst seinen Blick sehen. Das ist das Schlimmste. Wenn er merkt, dass er die Arbeit nicht schafft und sich zum Ausruhen ins Büro setzen muss, dann sieht er mich so verzweifelt an, und ich bin so hilflos, weil ich nicht weiß, wie ich ihm helfen soll.«

Martins Stimme klingt verzweifelt. Jetzt liegt alles auf seinen Schultern. Ich mache mir Sorgen.

*

»Alina wirkt immer so abwesend. Sie muss sich im Unterricht mehr konzentrieren!« Die Lehrerin, eine drahtige blonde Frau Mitte 40, sieht mich freundlich an, und ich weiß nicht mehr, wie ich darauf reagieren soll. Ich bin auf dem Elternsprechtag und sitze jetzt beim dritten Lehrer, der mir von Konzentrationsstörungen und Desinteresse erzählt. Auch davon, dass Alina schlechte Noten hat und so ihre Versetzung in Gefahr ist. Ich bin aber nur teilweise überrascht. Ich habe so etwas geahnt, denn Alina fühlt sich in unserem neuen Zuhause nicht wohl. Früher ist sie gern zur Schule gegangen. Da hatte sie ihre Freundinnen, die gewohnten Lehrer, war einfach mit allem vertraut. Jetzt ist für sie alles anders. Durch den Umzug in Martins Heimatort war alles neu für sie, und sie hat sich nie wirklich eingelebt. Bis heute nicht. Sie hat nach wie vor ihre alten Freunde behalten und setzt sich lieber Tag für Tag in den Bus, um sich mit ihnen zu treffen, als sich neue zu suchen. Sie sperrt sich, sich auf andere Freunde einzulassen. Hier im Ort unternimmt sie partout nichts. Nach der Schule igelt sie sich in ihrem Zimmer ein und lässt sich höchstens noch zum Abendbrot blicken. Ich mache mir Sorgen, spreche viel mit Alina, beziehungsweise ich versuche es. Doch sie lässt mich nicht mehr richtig an sich heran. Sie hat sich isoliert und abgekapselt, und ich weiß, dass so etwas in ihrem schwierigen Alter ganz gefährlich sein kann.

Die Sorgen um Alina, die Angst um Ulrichs Gesundheit

und die Furcht, finanziell ein Debakel zu erleben, das alles ist auch für mich Belastung pur.

Überhaupt ist unser Leben im Moment ein einziges belastendes Durcheinander. Alles sieht so aus, dass Martins Vater wohl den Betrieb schließen muss.

Uns wachsen die Probleme und Nöte über den Kopf, und manches Mal zicken Martin und ich uns an, weil wir einfach nicht mehr können. Dann ergibt ein Wort das andere, und ich ziehe mich türschlagend ins Schlafzimmer zurück und will nichts mehr sehen und hören.

Aber es gibt auch andere Momente, die mich für vieles in der letzten Zeit entschädigen. Zu seinem Geburtstag am 8. Mai 2014 schenke ich Martin Karten für eine Mario-Barth-Vorstellung in Berlin im Juni. Er freut sich riesig an diesem Geburtstagsmorgen, aber auch, weil er etwas Besonderes für uns geplant hat. Er will mich ausführen, einen wunderschönen Tag lang. Aber wohin es geht, das sagt er mir nicht.

»Überraschung«, meint er geheimnisvoll, und es gefällt ihm sehr, dass ich so neugierig bin und immer wieder nachfrage. Aber Martin hält dicht. Ich soll mich lässig anziehen, etwas Warmes mitnehmen. Ich mag Überraschungen und bin total aufgeregt, als ich zu Martin ins Auto steige. Wir fahren ein Stück durch den Ort und dann in ein kleines Waldstück. Martin holt eine Decke aus dem Kofferraum und einen großen Weidenkoffer. Und dann deckt er ein. Er zaubert ein wunderschönes Picknick mit leckeren Brötchen, Käse, Wurst und dampfendem Kaffee. Sogar an ein dickes Polsterkissen hat er gedacht. Nach dem Essen legt sich Martin mit dem Rücken auf das große rote Leinenkissen, streckt seine Beine auf der Karodecke aus und wippt entspannt mit den Füßen.

Ich kuschele mich mit dem Kopf an seine Brust und schließe die Augen. Ich höre seinen gleichmäßigen Herzschlag, rieche seine Haut, und langsam hebt und senkt sich sein muskulöser Brustkorb. Ich genieße diese Wärme, diese Geborgenheit, die Sonne auf der Haut und vor allen Dingen diese ungeheure Stille in der Natur. Vögel zwitschern, und dazu rauschen die Baumkronen, in denen der Wind mit den Blättern spielt. Es ist herrlich.

Aber in diesem Mai 2014 ist Martin nicht mehr der Martin, den ich kennengelernt habe. Er ist erwachsen geworden. Die Sorge um seinen Vater und damit auch um den Betrieb und seine eigene Existenz, die vielen Schwierigkeiten in seinem Elternhaus, auch die Verantwortung für Alina, an all dem ist er gewachsen. Aber das Schöne ist, er hat trotzdem seine Leichtigkeit und seinen Humor nicht verloren. Martin kann mit mir lachen, überschwänglich sein, dumme Witze erzählen. Es ist schön, mit ihm zu leben. Ich bereue keinen Moment. Das Alter ist unwichtig. Das hat mich das Leben gelehrt.

»Sag mal, was wünschst du dir eigentlich?«, fragt er in diese beschauliche Stimmung und dreht dabei liebevoll an einer meiner Locken, die sich großflächig auf seinem Oberkörper ausbreiten. Ich muss schmunzeln. Ich weiß genau, worauf er hinaus möchte.

»Auf keinen Fall ein zweites Kind, mein Schatz«, sage ich kichernd.

»Ach, das kannst du doch gar nicht allein entscheiden«, scherzt Martin. »Zu einem Baby gehören doch immer noch zwei Menschen. Das weißt du doch.«

Ich muss lachen. Klar, weiß ich das, aber ich will für Alina keine Konkurrenz. Ich liebe meine Tochter, sie gibt mir so viel. Aber ich will auch, dass es ihr finanziell einigermaßen gut geht und sie die Aufmerksamkeit bekommt, die sie braucht. Und mit all dem habe ich im Moment wirklich genug zu tun.

»Ach, Papa, wir haben ein Kind, und damit musst du zufrieden sein«, entgegne ich bewusst nüchtern und hoffe, dass ich damit Martin von diesem Thema abbringe.

»Zufrieden? Das bin ich doch. Aber ich möchte glücklich sein. Und dazu fehlt mir ein kleiner Schreihals.«

»Ich bin alt, Martin, das weißt du doch«, murmele ich und ziehe mit diesem Fakt die stärkste Karte.

Ich kenne Martins größten Wunsch. Er fängt immer öfter davon an. Anfangs hat er mir seinen Kinderwunsch durch die Blume signalisiert, indem er von den Kindern seiner Freunde erzählt hat oder scheinbar zufällig Anekdoten präsentierte, in denen – rein zufällig – Kinder eine tragende Rolle hatten. Aber weil ich nicht darauf reagiert habe, wird er neuerdings deutlicher. »Ich möchte so gern noch ein Kind« ist einer seiner Lieblingssätze, der gefühlt jeden Tag fällt in irgendeinem Zusammenhang. Aber genauso oft entgegne ich ihm, dass ich Ende 30 bin und erst einmal mein Leben sortieren möchte und alles weitere später kommt. Aber Martin weiß genau, dass meine biologische Uhr dann schon sehr schnell tickt und es knapp bei mir wird, und deshalb hakt er gern wieder nach. Ich bin also vorbereitet.

»Liebling, ein Kind von dir, das wäre das Größte«, säuselt er mir jetzt ins Ohr, und ich muss lächeln. Er ist so süß, wenn er etwas will, und ich verstehe ihn so gut, aber wir haben doch wirklich genug Schwierigkeiten im Moment. Ich muss erst im Job wieder Fuß fassen und brauche meine Kraft für Alina.

Und von Martins Belastungen muss man gar nicht sprechen. Die reichen für drei.

»Ach, Liebling«, sage ich und streichele liebevoll sein Gesicht. »Natürlich wäre es schön, ein gemeinsames Kind zu haben, was gibt es auch Großartigeres? Aber wir müssen auch vernünftig sein. Wir wissen nicht einmal, wie es mit deinem Vater weitergeht. Er sah gestern doch so schlecht aus.«

»Ja, das stimmt, aber in der ganzen Trostlosigkeit würde das Baby auch etwas Hoffnung geben, und – glaube mir – wir schaffen das alles, wenn wir es wollen.«

Martin schenkt sich jetzt im Liegen noch einen Kaffee ein, nippt genüsslich an dem schneeweißen Becher und beginnt richtig zu schwärmen, wie er sich seine Zukunft vorstellt.

»Ich möchte mit vielen Kindern in einem Haus mit einem herrlichen kleinen Garten leben«, malt er uns aus.

»Ein Neu- oder ein Altbau?«, frage ich und spiele das Spiel nur zu gern mit.

»Das ist mir egal«, meint Martin. »Hauptsache, es hat genug Platz und einen großen Garten für eine Kinderspielecke. Und was wünschst du dir? Wo möchtest du in zwei, drei Jahren sein?«

Ich muss nicht überlegen. »Gern mit dir in einem schönen Haus mit Garten. Ich wünsche mir vor allem eine heile Familie. Ich wünsche mir, dass wir ganz eng zusammengerückt sind und zwischen uns kein Blatt Papier mehr passt. Das alles möchte ich, Schatz.«

Martin streichelt mir jetzt durch das Haar. »Meine kleine gelockte Löwin, das hast du doch schon. Wir drei sind ein unzertrennliches Trio, das ist doch klar. Und wir bekommen bestimmt auch ein Haus. Aber ein Quartett wäre noch schöner.«

»Ach Martin, Schatz, ich weiß, du liebst Kinder. Aber gib uns noch etwas Zeit, okay?«

Ich bin jetzt ganz ernst, weil ich weiß, dass es Martin auch ganz ernst ist. Deshalb will ich nicht länger herumalbern.

Wir haben ja denselben Traum, eine glückliche Familie und ein Haus im Grünen. Und das Kind, ja, das kann doch ein klitzekleines bisschen warten.

»Pass auf, Süße, in drei Jahren packen wir das?«, sagt Martin jetzt und stützt sich auf seinen Ellbogen auf. »Wenn du mitziehst, wohnen wir in drei Jahren richtig schick im Grünen. Dafür rackere ich jetzt, so fest ich kann. Wir kriegen das hin.«

Und dann beugt sich Martin zu mir herüber, und wir küssen uns lang und innig. Wir sind allein hier, und ich möchte die Welt anhalten. So glücklich bin ich.

*

»Komm, Süße, beeile dich, sonst fährt uns der Bus vor der Nase weg!« Martin nimmt meine Hand und zieht mich hinter sich her über die Straße. Es ist Juni 2014, und wir sind mit Freunden in Berlin-Mitte. Die Mario-Barth-Vorstellung war großartig, und wir haben noch zwei Tage Sightseeing angehängt.

»Komm, wir schaffen das!«, rufe ich, und zu zweit stürmen wir händchenhaltend über die Straße und sitzen keine zwei Minuten später auf der Rückbank des Stadtbusses Richtung Prenzlauer Berg. Wir schlafen bei Freunden und gehen heute Abend in einen Club. Aber den Tag haben wir zwei für uns, und wir wollen diese herrliche Stadt genießen.

Es ist schön, dass uns die Liebe zu Berlin von Anfang an verbunden hat. Ich glaube, Martin und ich haben uns gerade mal zwei Tage gekannt, als wir uns schon gegenseitig von der Stadt vorgeschwärmt haben.

»Sie ist so lebendig und international«, hat Martin gemeint, und ich habe gesagt, dass ich die tollen Clubs mag und stundenlang durch die Szeneviertel laufen könnte. Alles ist so bunt und individuell, einfach herrlich. In unserem kleinen Heimatort sehen dagegen alle gleich aus, und wenn man sich mal anders zurechtmacht, wird man angeguckt wie eine lila Kuh. In Berlin ist das ganz anders. Man lässt den anderen sein, wie er sein mag. Es ist eine Weltstadt, und ich kann nicht genug von ihr bekommen.

Der Bus fährt jetzt am Sonycenter vorbei, und gleich geht's über die Spree.

»Lass uns nach Berlin ziehen«, sagt Martin plötzlich. »Ich bekomme hier bestimmt einen Job.«

»Ich bin dabei«, sage ich spontan. »Aber Alina muss erst mit der Schule fertig sein. 2018 können wir weg. Dann macht sie ihre mittlere Reife, und wir sind frei für den Neustart.«

Martin nimmt jetzt meine Hand. »Ich nehme dich beim Wort«, sagt er lächelnd und küsst mich auf die Wange. »Und am schönsten wäre es, wenn wir nicht zu dritt, sondern zu viert nach Berlin gehen würden.«

Ich verdrehe jetzt die Augen und schlage gespielt verzweifelt die Hände vors Gesicht. »Jetzt fange bloß nicht wieder damit an. Ich habe ein Kind, und außerdem bin ich zu alt.«

»Zu alt? Du? Du bist im besten Alter«, murmelt Martin und streicht mir spielerisch eine Locke aus dem Gesicht. »Was hältst du denn von einem kleinen Berliner Bären?«

Draußen rauscht das Brandenburger Tor vorbei. Ich sehe den Reichstag und die Siegessäule.

Auf Martins Lieblingsthema gehe ich nicht mehr ein, das wird sich irgendwann schon von selbst regeln, denke ich.

»Hier zu leben, das wäre der absolute Traum. Wir können uns außerhalb bestimmt auch ein Häuschen leisten«, sage ich deshalb nur.

»Mit Garten, ganz bestimmt. Wenn wir weit genug vom Zentrum entfernt leben, dann ja.«

»Ich will gern ins Grüne, und Alina könnte hier bestimmt eine Lehrstelle finden. Also, lass uns planen.«

Von diesem Moment an haben wir einen Traum: eine Zukunft in dieser tollen Stadt. Aber wir träumen von verschiedenen Lebenszuschnitten. Ich möchte arbeiten, endlich mal vernünftiges Geld verdienen und so viel wie möglich von der pulsierenden Stadt genießen – und Martin? Der möchte ein Kind. Garten statt Bar, Kinderzimmer statt Neuwagen. Ein Kompromiss ist schwer.

Der Bus fährt uns noch lange im Zickzack durch die Stadt, und wir sind so glücklich und zufrieden, dass wir glatt verpassen auszusteigen. Als wir den imposanten Haupteingang des Zoos sehen, ist es schon zu spät.

»Macht nichts, dann machen wir eine Rundfahrt«, sagt Martin, und ich lege meinen Kopf an seine Schulter und freue mich darauf, einfach mit ihm durch Berlin kutschiert zu werden. Berlin, unsere zweite Heimat. Die Stadt, in der wir ein ganz anderes Leben beginnen werden. Es ist herrlich, so positiv in die gemeinsame Zukunft zu sehen.

Ich bin nicht mehr allein, nicht mehr wie ein Blatt, das der Wind irgendwohin wehen kann. Ich gehöre zu Martin, basta, und wir bauen uns ein Leben auf, wie es uns gefällt. Gemeinsam sind wir stark und unschlagbar. Gemeinsam können wir wirklich alles schaffen. Ich weiß es.

*

Zurück in der Heimat gibt es für mein positives Gefühl noch mal Auftrieb. Ich bekomme endlich meinen familienfreundlichen Traumjob im Betriebscafé des Unternehmens Hella. Die Firma ist der weltgrößte Hersteller von Scheinwerfern und international bekannt. Ich arbeite jetzt ganz früh, bin immer abends und am Wochenende zu Hause. Jeder, der Gastronomie-Jobs kennt, weiß, wie herrlich das ist, wenn man nachts nicht mehr raus muss. Bei der Hella belege ich frühmorgens um die 200 Brötchen, koche frischen Kaffee und bestücke die Auslagen. Alles passt. Ich habe neben den schulfreundlichen Arbeitszeiten tolle Kollegen und eine große Sicherheit. Die Hella ist ein faires Unternehmen. Es geht mir prima dort.

Und auch Martin ist wieder zufriedener. Die Firma ist bereits seit 2013 geschlossen. Ulrich geht es aber nach wie vor schlecht. Er kann nicht mehr arbeiten, ist nur noch zu Hause und hat Mühe, das Haus zu verlassen. Wenn er uns besucht, kostet es ihn Kraft, die Treppe hochzukommen. Es tut weh, ihn so zu sehen. Martin arbeitet jetzt bei einem großen Möbelbetrieb. Es gefällt ihm gut. Er hat endlich geregelte Arbeitszeiten und verdient mehr als im Familienbetrieb.

Zu zweit haben wir jetzt genug Geld, um wieder in der Stadt zu leben. Klar, Oma vermisst uns, aber ich bin froh, wieder in der alten Heimat zu sein. Alina hat der Umzug nach Lippstadt auch gutgetan. Sie hat ihre Freundinnen wieder und ist sichtlich happy, regelrecht aufgeblüht. Insgesamt fühlen wir uns hier wohler. Unser Leben ist bunter. Wir gehen einfach mal schnell einen Kaffee trinken oder setzen uns abends in eines der kleinen Bistros. Wir können alles zu Fuß machen, und das ist eine ganz andere Lebensqualität. Ich muss klar zugeben: Es war ein Fehler, aufs Land zu ziehen. Wenn wir in Berlin Arbeit gefunden haben, müssen wir dort ganz in Ruhe nach einer Bleibe suchen, und auf keinen Fall darf unser neues Zuhause zu weit außerhalb sein. Bis es so weit ist, lassen wir es uns hier richtig gut gehen. Ich muss sagen, im Moment spiele ich auf der Sonnenseite des Lebens mit. Ich habe alles: eine süße Tochter, einen tollen Mann, eine schicke Wohnung und meinen Spitzenjob. Manchmal muss ich mich kneifen, um all das glauben zu können. Ich bin ein Glückskind. Es ist herrlich.

Kapitel 4

»Was ist das?« Ich fühle es genau. Unter meiner rechten Brust kann ich einen Knoten ertasten. Es ist der 7. März 2015, ein Samstagabend. Martin und ich, wir hatten einen herrlichen Tag gehabt, waren spazieren und mit Alina Rad fahren. Die Sonne strahlte heute schon richtig frühlingshaft, und der Himmel war so blau, wie es nur an ganz wenigen Tagen in dieser Jahreszeit der Fall ist. Um 18 Uhr haben wir noch auf der Terrasse den Grill angeschmissen. Martin kann das richtig gut. Seine Steaks sind auf den Punkt gegrillt, zartrosa, nie trocken. Ein Genuss! Aber die Fahrradtour, die ungewohnte Frühlingswärme, die viele Zeit unter freiem Himmel hat uns alle sehr müde gemacht. Alina ist schon um acht Uhr müde in ihrem Zimmer verschwunden. Martin und ich haben noch eine Stunde im Wohnzimmer gesessen, ein frisches Bier getrunken und die Wochenendstimmung genossen.

Jetzt liegt Martin schon im Bett. Er sieht einen Krimi im Fernsehen, und ich genieße ein warmes Bad. Das heißt, genießen stimmt nicht mehr. Denn mein Finger zittert, als ich damit vorsichtig den ertasteten Knoten hin- und herschiebe. Im ersten Moment beschleunigt sich mein Herzschlag. Ich habe Angst und beginne, im heißen Wasser zu japsen. Natürlich denke ich sofort an Krebs. Kein Wunder bei meiner Vergangenheit. Meine eine Oma hat Darmkrebs, meine andere ist vor neun Jahren an Leberkrebs gestorben. Meine Mutter hatte Gebärmutterhalskrebs und ihre Schwester, meine Tante, Blasenkrebs. Sie ist schon tot. Ach ja, und ihr Sohn, mein Cousin, ist nur drei Jahre alt geworden. Bei ihm war es Leukämie.

Ich selbst habe bis jetzt Glück gehabt und bin gesund. Das heißt, 2006 hatte ich schon mal einen Knoten in der Brust ertastet und eine gottverdammte Angst bekommen. Aber dann gab's schnell Entwarnung. Der Knoten entpuppte sich als Abszess, eine harmlose Eiteransammlung, und wurde durch die Brustwarze operiert und entfernt. Ich atme tief durch. Das wird es sein. Ein harmloser Abszess. *Bleibe ganz ruhig, alles wird gut*, geht es mir durch den Kopf, und ich spüre, dass sich mein Körper entspannt, das Herz sich wieder beruhigt.

Ich muss mich nicht verrückt machen. Es heißt ja immer: »99 Prozent der Sorgen macht man sich umsonst.« Also, fort mit den Ängsten und positiv denken. Ich muss nur fest daran glauben: Mein Leben ist schön und wird es auch bleiben. Fertig.

Mit dieser gezwungenen Sorglos-Stimmung lege ich mich später zu Martin ins Bett. Aber er sieht trotz Krimi sofort, dass etwas passiert ist.

»Was hast du?«, fragt er nach, während er den Arm um mich legt und mich an sich drückt.

Ich schüttele den Kopf, murmele: »Nichts.« Aber dann platzt es doch aus mir heraus.

»Hier, fühl mal«, sage ich zu Martin, nehme seine Hand und schiebe sie unter mein Schlafanzugoberteil. Ich nehme seinen Zeigefinger und schiebe ihn über den Knoten. »Merkst du? Das ist ein Knoten, und er lässt sich bewegen.«

Martin ist sofort hellwach.

»Ein Knoten? Was ist das?«, will er jetzt wissen und richtet sich aufgebracht auf. »Wieso ein Knoten? Seit wann weißt du das?«

Ich kann ihm die Angst ansehen. Er zittert.

»Bestimmt nur ein Abszess. So was hatte ich schon mal«, sage ich und ziehe ihn wieder zurück auf das Kissen, und dann liege ich ganz eng neben ihm in seinem Arm und erzähle ihm die ganze Geschichte von damals. Martin hört geduldig zu und ist danach beruhigt.

»Ja, dann wird das wieder so ein Ding sein, das harmlos ist. Gott sei Dank. Aber du gehst gleich Montag zum Arzt. Wir müssen das abklären lassen.«

»Montag habe ich Frühschicht«, entgegne ich ihm. »Das geht nicht. Und außerdem bekomme ich gar nicht so schnell einen Termin.«

Doch Martin lässt nicht locker.

»Das ist Quatsch. Wenn du von einem Knoten in der Brust sprichst, kannst du sofort kommen.«

Ich denke, dass er recht hat. Aber am liebsten würde ich das Ganze noch etwas hinauszögern. Ich will keine schlechten Nachrichten. Nicht jetzt, nicht in einer Zeit, in der ich gerade mal so glücklich bin. Nichts soll mir das kaputt machen, schon gar nicht ein verdammter Tumor.

Aber es bringt nichts, die Sache auszusitzen. Ich werde morgen gehen, weil ich Klarheit brauche. Ich kann vermutlich so keinen Tag mehr genießen, ich mach mich ja jetzt schon verrückt.

Ich kuschele mich ganz eng an Martin. Aber schlafen kann ich nicht mehr. Es dreht sich zu vieles in meinem Kopf. Meistens Gedanken an das Erlebnis damals. Ich versuche, mich ganz genau zu erinnern, wie sich das 2006 angefühlt hat. Ist es heute genauso? Ist etwas anders? Kann es nicht doch Krebs sein? Und was dann?

Die Gedanken lassen mich nicht zur Ruhe kommen, obwohl ich inzwischen furchtbar erschöpft bin. Ich bin gleichzeitig todmüde und hellwach.

»Kannst du nicht schlafen?«, fragt Martin in die Stille.

»Nein, aber du auch nicht. Wir müssen morgen beide früh heraus. Komm, denke nicht mehr daran.«

»Du bist lustig«, meint Martin. »Als ob das so leicht wäre. Ich glaube ja auch, dass es nichts Schlimmes ist. In deinem Alter haben nur wenige Frauen Brustkrebs, das hört man ganz selten. Die meisten sind viel älter. Es ist bestimmt nur ein harmloser Knoten. Also … du hast recht, wir müssen früh raus, also wird jetzt geschlafen!« Er gibt mir noch einen zärtlichen Kuss, und tatsächlich schlafen wir beide dann doch noch ganz eng aneinandergerückt ein.

*

»Bitte kommen Sie gleich heute Nachmittag vor der Sprechstunde!«, sagt die Mitarbeiterin von meinem Frauenarzt Dr. Igor Sopov, und ihre Stimme klingt anders als sonst. Ich habe ihr gerade erzählt, dass ich einen Knoten ertastet habe, und schon bekomme ich einen Termin.

Höre ich da etwa Mitleid heraus? Oder Eile? Denkt sie, es ist Krebs, und mein Leben ist in Gefahr? Darf ich keine Zeit verlieren?

Als ich den Hörer auflege, fühle ich mich schlechter als vorher. Die Unsicherheit macht mich empfindlich. Ich interpretiere in jeden Satz etwas hinein. Meine Hände zittern, und ich habe Mühe, das Messer zu halten, mit dem ich in der Kantinenküche jetzt die Brötchen schmiere. Bestimmt 30 muss ich noch belegen. Aber ich bin so aufgeregt, dass ich viel zu viel Zeit für meine Arbeit brauche.

»Was ist los, Yvonne?«, fragt mich eine Kollegin. Ich schrecke hoch und beginne zu weinen, wische mir schnell verschämt die Tränen weg. »Ach nichts, ich mache mir nur Sorgen«, versuche ich auszuweichen. Aber dann denke ich mir, dass ich mich nicht herausreden muss. Ich kann offen mit meiner Sorge umgehen.

»Gesten Abend habe ich einen Knoten in der Brust ertastet, und jetzt geht mir so viel durch den Kopf. Heute Nachmittag bin ich beim Arzt und habe einfach Angst vor dem, was mich erwartet. Entschuldige bitte«, versuche ich mein Verhalten zu erklären. »Aber ich kann mich auf nichts anderes mehr konzentrieren …«

Die Kollegin legt das Messer aus der Hand, nimmt mich mitfühlend in den Arm. »Ich verstehe dich so gut. Aber mach dich jetzt nicht verrückt. Lenke dich ab, so gut es geht. Bestimmt ist alles gut.«

Ich nicke. Ihre Worte tun gut, aber ob sie stimmen?

Als ich fünf Stunden später in den Fahrstuhl steige, der mich zur Praxis bringt, hat mich die Dauer-Angst richtig geschafft. Ich bin von dem inneren Stress total erschöpft und habe wackelige Knie. Außerdem bin ich allein. Martin muss arbeiten. Er fehlt mir. Ich hätte ihn jetzt gern bei mir.

Dr. Sopov lässt mich nicht warten. Er macht sofort eine Ultraschalluntersuchung.

Ich fühle mich sicher bei diesem Mann. Er ist gebürtig aus Russland, hat in Bayreuth in der Onkologie gearbeitet und sich 2013 hier bei uns in Lippstadt niedergelassen. Er hat eine ruhige, sympathische Art, und vor allem sieht er nicht immer auf die Uhr, wie ich es bei anderen Ärzten schon erlebt habe. Er nimmt sich Zeit und gibt mir das Gefühl, nicht nur eine Nummer zu sein. Ich fühle mich bei ihm gut aufgehoben.

»Da ist eine dunkle Stelle. Das sollten wir abklären lassen, und das auch möglichst schnell«, sagt er mit unbewegter Stimme. »Ich lasse Ihnen gleich einen Termin zur Mammographie machen.«

»Eine dunkle Stelle?« Ich richte mich auf der Behandlungsliege auf und wiederhole tonlos Dr. Sopovs Aussage, sehe ihn hilfesuchend an. »Was heißt das? Ist es ein Abszess? Was glauben Sie denn?«, schießt es aus mir heraus. Ich fühle mich, als hätte ich gerade eine Ohrfeige bekommen, und bin völlig aufgewühlt. »Oder etwas anderes Harmloses? Es ist doch harmlos, nicht wahr?«

Mit meinen Fragen versuche ich, ihm eine für mich möglichst positive Einschätzung zu entlocken. Aber das klappt nicht.

»Wir müssen die Untersuchung abwarten. Ich kann so nichts Konkretes sagen«, antwortet er ausweichend und streichelt mir aufmunternd über den Arm. »Meine Sprechstundenhilfe besorgt Ihnen ganz schnell einen Termin. Dann haben wir mehr Klarheit.«

Aber ich will jetzt sofort Klarheit und bohre noch weiter.

»Sie können doch bestimmt etwas erkennen. Sie haben doch Erfahrung?«

»Tut mir leid, aber Sie müssen sich gedulden und erst einmal zur Mammographie«, sagt er freundlich und steht auf, weil er jetzt doch weiter zur nächste Patientin muss. »Wir sprechen dann wieder, wenn das Ergebnis da ist, Frau Remmert«, höre ich noch, bevor er aus dem Zimmer geht.

Ich bleibe noch eine Weile sitzen, ich kann gerade nicht sofort aufstehen. Habe ich doch Krebs?

Wenn die mich so schnell für eine Mammographie anmelden können ... Ich zähle eins und eins zusammen und glaube nicht mehr an ein Happy End. Ich spüre, dass etwas Schlimmes mit mir passiert, und sehe die Welt in diesem Moment in rabenschwarzen Farben.

*

»Ich habe Krebs, Martin. Ganz bestimmt. Sonst würde sich Dr. Sopov nicht so eilig um einen Termin für mich kümmern.«

Schon vom Treppenflur aus rufe ich Martin in der Firma an. Ich muss mit ihm sprechen, unbedingt.

Martin sagt gar nichts. Er ist schockiert. »Ich komme heute früher nach Hause. Bleib ruhig, Schatz. Wir schaffen alles!«, versucht er, mir Mut zu machen. Ich habe Zweifel.

Die Sonne strahlt immer noch prächtig vom Himmel, als ich nach Hause gehe. Auf dem Marktplatz steigen fröhliche, lachende Menschen aus den Autos. Zwei Kinder strampeln mit ihren niedlichen Dreirädern auf den nahe gelegenen Spielplatz zu. Auf einer Bank sitzen zwei ältere Frauen und unterhalten sich angeregt. Eine lacht laut auf, und als ich an ihr vorbeigehe, strahlt sie mich fröhlich an. Es ist eine wunderschöne Frühlingskulisse. Alles wirkt so wohlig warm und zufrieden. Das Vogelzwitschern ist dazu wie eine leise Filmmusik. Nur ich gehöre plötzlich nicht mehr in diese Kulisse. Ich stehe außen vor und sehe zu. Denn in meinem Leben ist nichts mehr bunt, warm und wohlig. Ich fühle mich plötzlich wie von einer anderen Welt. Ich gehöre nicht mehr zu den lachenden, fröhlichen Menschen, die sorglos den sonnigen Märztag genießen. Ich bin krank, vermutlich schwer krank. In meinem Leben ist alles anders.

Mir steigen immer wieder Tränen in die Augen, und ich setze mir schnell die Sonnenbrille auf, damit es niemand sieht.

Plopp. Mein WhatsApp-Eingang blinkt. Martin hat mir geschrieben.

»Egal, was kommt, wir gehen jeden Weg zusammen. Das musst du wissen«, lese ich, und dahinter steht ein Kussmund. Ich schließe die Augen, und für einen Moment spüre ich trotz aller Angst ein Fünkchen Glück.

*

Die Tage bis zum Mammographietermin verschwinden hinter einer Art Nebelwand. Ich freue mich, zur Arbeit gehen zu können. Die Beschäftigung, das Zusammensein mit den Kollegen, all das lenkt mich ab, und zumindest für ein paar Stunden kann ich den Gedanken an das, was kommt, verdrängen.

»Zwei Brötchen mit Salami, eins mit Schinken bitte.«

»Bitte schön! Und was möchten Sie?

»Ich nehme Käse!«

»Bitte schön.«

Der Kunde legt die Hella-Karte auf den Tresen, ich ziehe sie durch das Lesegerät und gebe sie ihm zurück.

Dabei muss ich nicht nachdenken. Das holt mich aus der quälenden Gedankenschleife. Es ist im Moment meine Rettung. Acht Stunden am Tag komme ich zurecht.

Aber zu Hause ist es anders. Da sind die Gedanken an den Krebs mein ständiger Begleiter, und ich wage nicht mehr, in die Zukunft zu denken. Ich kann nicht mehr entscheiden, was nächste Woche ist. Ich weiß nicht, wo ich dann bin. Am liebsten möchte ich die Zeit anhalten und nur noch im Hier und Jetzt leben. Aber ich weiß, dass das nicht geht.

»Mama, können wir eigentlich mal wieder an die See fahren? Ich habe total Lust auf Strand.« Alina macht im Wohnzimmer Schularbeiten. Ich bin in der Küche und koche ihre Lieblingssauce Bolognese für die Spaghetti. Vor wenigen Tagen noch hätte ich mich über ihre Frage riesig gefreut und »Lass uns gleich mal planen« zurückgerufen. Aber jetzt beginnt sofort mein Herz zu rasen. Ich habe Angst, und ich bin wehmütig.

Vor meinen Augen taucht der Strand von Grömitz auf. Ich sehe Alina, die mit ihren kleinen Beinchen durch den Sand stapft, in der linken Hand baumelt ein kleiner pinkfarbener Eimer, in der rechten eine Schaufel. Das Wasser plätschert um ihre Füße, und sie strahlt mich an. Es sind Bilder ihres ersten Ostseeurlaubs. Sie war damals vier Jahre alt und wollte am liebsten den ganzen Tag am Strand bleiben. Wenn wir spätnachmittags nach Hause gegangen sind, hat Torsten sie immer getragen, und sie ist auf seinem Arm eingeschlafen, so müde war sie. Müde, aber glücklich. Der Sand, das Meer, die Schaufel, sie hat all das geliebt.

Jetzt sehe ich ins Wohnzimmer. Meine Kleine schreibt etwas in ihr Schulheft. Sie ist ein wunderhübsches Mädchen. Die langen braunen Haare glänzen seidig, und sie hat ein ganz fein geschnittenes Profil. Ich mag auch die Art, wie sie sich kleidet. Nicht so schrill und bunt wie andere Mädchen in ihrem Alter. Alina ist modisch, aber dezent. Sie schminkt sich auch immer ein wenig. Ein bisschen Wimperntusche, ein Lipgloss. Ich mag das alles an ihr.

»Was ist, Mama?«, fragt Alina jetzt. Sie hat gemerkt, dass ich sie beobachte.

»Nichts«, sage ich und bemühe mich, besonders locker und unbekümmert zu klingen.

Alina nimmt mir das zum Glück auch ab. Ihre grünen Augen sehen mich gutgläubig an. Sie ahnt nicht, dass über unserem Leben ein scharfes Schwert schwingt.

Ich sehe schnell wieder auf meinen Kochtopf, rühre trockene Kräuter in die Tomatensauce, und der aufsteigende Dampf vermischt sich mit meinen Tränen.

Ich habe eine erbärmliche Angst, mein Kind nicht weiter aufwachsen zu sehen. Was soll aus ihr werden, wenn ich es nicht schaffe? Ich muss unbedingt mit Torsten sprechen. Er ist wie ein Vater für sie. Er wird sich kümmern.

*

»Das sieht nicht gut aus!« Die junge Klinikärztin zeigt mir die Aufnahmen der Mammographie. Fast alles ist weiß, aber auch ich als Laie erkenne deutlich dunkle Stellen.

Es ist der 20. März 2015, knapp zwei Wochen nachdem ich in meiner Brust einen Knoten gefühlt habe. Jetzt sitze ich mit meiner Freundin Sabine in dem hellen Sprechzimmer der Medizinerin und höre mit klopfendem Herzen, was die Mammographie ergeben hat. »Es gibt einen circa drei Zentimeter großen Tumor. Das Gewebe muss abgeklärt werden. Ich lasse Ihnen einen Biopsietermin machen.«

»Was glauben Sie denn, was es ist?«, frage ich mit stockender Stimme, und es ist der einzige Satz, den ich jetzt herausbekomme.

»Wir müssen die Biopsie abwarten«, meint die Medizinerin ausweichend. »Ohne das Ergebnis kann ich Ihnen nichts Konkretes sagen.«

Den Satz habe ich ja vor Kurzem schon einmal gehört. Offenbar sagen Mediziner ihn gern. Sie wollen damit vertrösten, Zeit gewinnen. Und wir Patienten können uns auf die Grausamkeiten einstellen, die uns erwarten.

»Ist es Krebs?«, hake ich noch einmal mit zittriger Stimme nach, obwohl ich genau weiß, dass ich keine Antwort darauf bekommen werde, jetzt nicht.

»Ich möchte nicht spekulieren. Bitte haben Sie noch etwas Geduld. Ich denke, wir bekommen schnell einen Termin.«

Sie legt mir ihre Hand auf den Arm. Das kenne ich auch schon. Es ist eine Trostgeste. Mediziner, die mich mitfühlend berühren, sagen auch etwas damit aus.

Ultraschall, Mammographie, Biopsie – es muss etwas Schlimmes sein, sonst würde man mich doch nicht durch all diese Untersuchungen schicken. Vor den ersten beiden Terminen habe ich noch leise gehofft, es nimmt ein gutes Ende. Aber es nimmt gar kein Ende. Es geht immer weiter. Ich fühle mich wie in einem Behandlungsmarathon, werde von einer Untersuchung zur nächsten geschickt und habe dem nichts mehr entgegenzuhalten. Ich mache, was man mir aufträgt, und rutsche immer tiefer hinein in die Welt der Kranken und Leidenden.

Ich will endlich wissen, was los ist, und gleichzeitig lähmt mich die Angst vor der Gewissheit immer mehr und macht mich kraftlos. Ich fühle mich dem Schicksal völlig wehrlos ausgeliefert.

Sabine hält meine Hand, streicht mir über die Wange. Es ist schön, dass sie bei mir ist. Aber helfen kann sie mir in dieser Situation nicht.

Als ich hinausgehe, fühle ich mich innerlich leer. Ich habe auch keine Tränen mehr. Ich funktioniere.

»Lass uns einen Kaffee trinken gehen«, sagt Sabine. Ich nicke und lasse mich regelrecht abführen. Ich wüsste im Moment auch gar nicht, was ich sonst machen sollte.

Kapitel 5

Als ich drei Tage später zur Biopsie ins Krankenhaus in die Radiologie fahre, bin ich nur noch ein Häufchen Elend. In der Hand halte ich ein kleines Glücksschwein aus Glas. Meine vier Kolleginnen haben es mir gestern geschenkt. Es tut so gut, dass sie alle an mich denken. Im Moment habe ich nur einen Wunsch: Ich möchte morgen wieder zur Arbeit gehen, mit einem negativen Befund. Ich möchte diesen Alptraum hinter mir lassen und mein altes, normales Leben zurück.

Martin fährt. Wir sprechen nicht. Ich kann nicht. Ich blicke zwar aus dem Auto, sehe aber nichts. Meine Seele hat dichtgemacht, nimmt nichts mehr an. Ich will auch nichts mehr wissen, mich nicht mehr regen. Ich habe mich auf ein schlimmes Schicksal eingestellt.

Die Biopsie an sich geht schnell. Ich bekomme eine etwas dickere Spritze in die Brust geschoben, und da die Stelle vorher betäubt worden ist, spüre ich nur einen Piks. Es dauert nur Momente. Allerdings ist der Knoten in den letzten Tagen ganz hart geworden und die Haut darüber blau angelaufen. Die Brust schmerzt auch auf Druck. Ein gutes Zeichen? Oder ein schlechtes? Ich weiß es nicht und bekomme auch von den Fachleuten keine Antwort. Es ist wie immer, ich frage, man weicht mir aus, vertröstet mich auf später. Ich kann es künftig lassen zu fragen. Ich muss nicht reagieren, nur funktionieren, mitmachen, mich hin- und herschieben lassen. Ich bin der Medizinmaschinerie ausgeliefert, basta!

Zurück zu Hause googele ich das Stichwort »Brustkrebs« wie auch schon in den Tagen davor. Besonders an den langen Abenden, wenn ich nicht einschlafen kann. Dann sitze ich mit einem Glas Tee und dem Laptop auf dem Sofa und lese alles Mögliche über Brustkrebs und seine Diagnosemöglichkeiten, Erfahrungsberichte von betroffenen Frauen und welche Möglichkeiten der Therapie es gibt.

Das Thema Krebs und seine Folgen haben mich im Griff, und das hat Auswirkungen. Ich habe ständig Magenschmerzen, Durchfall, ein flaues Gefühl und weitere typische Angstreaktionen. Ich habe keinerlei Appetit mehr und muss mich zwingen, wenigstens Wasser zu trinken, und leide aufgrund der ganzen Belastungen an Schwindel, Herzrasen und Luftnot. Mit jeder Minute wird mir klarer, dass ich dem Grauen, das sich in meinem Kopf und Körper zusammenbraut, nicht mehr entkommen kann.

Ich durchlaufe jetzt bestimmte Stationen, die sich routinemäßig aneinander anschließen, und am Ende steht das Ergebnis. Dass es kein Abszess ist, weiß ich längst. Es ist etwas anderes, und es läuft ganz klar darauf hinaus, dass ich Krebs habe. In meinem Inneren schwanke ich zwischen totaler Resignation und Kampf. Mal gebe ich mich auf, lasse mich in mein Schicksal fallen, akzeptiere, dass es vorbei ist. Dann wiederum beschließe ich, zu kämpfen, mit allem, was ich habe. Ich bin dann fest entschlossen, das Schicksal niederzuringen und mich der grausigen Herausforderung zu stellen. Egal was kommt, abgerechnet wird zum Schluss. Ich werde siegen.

So ambivalent wie mein Gefühl ist auch mein Verhalten, ich lache, wild, lebenshungrig, voller Tatendrang und Zuversicht. Und ich weine, verzweifelt, fassungslos, ausgebrannt.

Aber ich will morgens zur Arbeit gehen. Unbedingt. Sie ist die Verbindung zur Welt der Gesunden, und diesen Draht will ich nicht kappen.

Doch schon am nächsten Tag, dem 21. März 2015, ist es so weit. Da gibt mir das Schicksal endgültig die Marschrichtung vor.

In der Mittagspause klingelt mein Handy. Ich esse gerade mit zwei Kolleginnen in der Kantine. Wir haben uns Schweinebraten mit Kartoffelpüree und Obstsalat geholt. Dazu trinken wir einen Cappuccino. Die Mädels erzählen von ihren Wochenendplänen. Es geht um Kino, Party, eine muss ihre Wohnung renovieren. Und ich? Ich erzähle einfach nichts. Ich habe keinen Plan mehr. Ich höre auch kaum zu. Mich interessiert das nicht. Aber ich bin wenigstens noch dabei. Das zählt.

Als ich das Handy aus der Tasche ziehe, erkenne ich die Nummer von Dr. Sopov. Reflexschnell drücke ich auf die Annahmetaste.

»Kommen Sie bitte noch heute vorbei«, sagt seine Sprechstundenhilfe. Und die Art, wie sie spricht, gibt ihrer Aufforderung eine gewisse Dringlichkeit.

»Ja«, murmele ich knapp und stecke das Handy zurück. Meine Tränen kann ich jetzt nicht mehr aufhalten.

»Yvonne, um Himmels willen, was ist los?«, fragt mich Silke, mit der ich den engsten Kontakt habe. Ich schüttele den Kopf. Ich mag nicht sprechen.

»Lass mal«, mischt sich Karin ein. »Yvonne, mach jetzt Schluss. Wir kümmern uns.«

Ihr »Viel Glück!« höre ich nur noch von Weitem. Ich bin wie betäubt, als ich aus dem Aufenthaltsraum gehe, meine Kleidung in den Spind räume und zum Firmenausgang trotte. Meine Schritte hallen im Flur. Wie lange man mich noch hört?

*

Am Nachmittag sitze ich mit Martin bei Dr. Sopov. Er wertet das Biopsieergebnis aus, und was ich zu hören bekomme, ist Grausamkeit pur.

»Ich habe leider keine gute Nachricht für Sie: Sie haben Brustkrebs!« – Peng, eine Nachricht wie ein Faustschlag. Ich bin sofort k.o., aber die Schläge donnern trotzdem weiter auf mich ein.

Ich habe nicht nur Brustkrebs, mein Tumor ist auch noch hoch aggressiv, HER2 positiv, und es sind bereits mehrere Lymphknoten befallen. Ich muss schnellstens operiert werden, und um weitere Metastasen auszuschließen, was natürlich auch noch sein kann, wird vor der OP noch ein MRT gemacht.

Jetzt weiß ich alles. Das habe ich mir ja die ganze Zeit gewünscht.

Sehr ernst, deutlich, klar hat mir Dr. Sopov gesagt, was mit mir los ist. Eigentlich mag ich klare Sätze, aber jetzt hätte ich mir das anders gewünscht, etwas undeutlicher, verschwommener. Mit etwas mehr Raum für Hoffnung.

Ich höre den Mediziner noch nette Trostsätze sagen, und er streicht mir auch über den Arm. Aber ich höre nicht mehr zu, sondern beginne hemmungslos zu schluchzen. Ich hätte vorbereitet sein müssen nach all dem, was in letzter Zeit passiert ist. Aber es ist etwas anderes. Daran denken, es sich ausmalen und plötzlich wirklich in der Situation stecken, das sind zwei Paar verschiedene Schuhe. Jetzt, erst jetzt ist es Tatsache. Ich habe Brustkrebs! Jetzt ist es heraus. Und nicht nur das. Ich habe einen ganz schlimmen, rasant wachsenden Krebs. Hilfe, was passiert jetzt mit mir?

»Muss ich sterben?«, schluchze ich.

Dr. Sopov gibt mir keine Antwort, legt mir stattdessen einen Behandlungsplan hin. Ich lese Begriffe wie OP, Tumorentfernung, Bestrahlung, ich lese auch »neun Monate arbeitsunfähig«, das heißt, ich bin für neun Monate aus meinem Job raus. Wie soll das denn gehen? Ich brauche das Einkommen!

»Wir werden alles tun, was wir können«, versichert mir der Arzt, und ich sauge den Satz auf wie ein Ertrinkender, der den berühmten Strohhalm ergreift.

»Jetzt warten wir erst einmal das MRT ab«, so Dr. Sopov.

Bis jetzt ist alles immer nur schlimmer geworden. Was wird mir das jetzt bringen?

*

»Ich habe gute Nachrichten«, meint mein Arzt im Klinikum, als er mir die MRT-Aufnahme zeigt. »Sie haben keine Metastasen in Lunge, Leber, Nieren und nicht in den Knochen.«

Ich höre seine Erklärung wie durch einen Wattebausch. Ist das eine gute Nachricht? War das auch noch möglich?

»Hier, drei bis vier Lymphknoten sind auffällig. Wir werden sie mit dem Tumor herausnehmen«, spricht der Mediziner weiter.

»Was ist das hier?«, hakt Martin ein. »Da ist noch eine dunkle Stelle im Bauchraum«, sagt er. Aber Martin bekommt keine Antwort. Der Mediziner erzählt stattdessen, wie mein Behandlungsablauf ist. Ich werde operiert, dabei werden der Tumor und die Lymphknoten entfernt, danach bekomme ich siebzehn Zyklen Chemotherapie.

Ich nicke und fühle nichts außer Angst.

»Sie haben ein Kind?«, fragt mich jetzt der Mediziner. Ich schrecke bei der Frage kurz hoch.

»Wie bitte? Ja, Alina. Sie ist 14!«, stottere ich. »Warum fragen Sie das jetzt?«

»Nach der Chemotherapie werden Sie keine Kinder mehr bekommen können. Das müssen Sie wissen!«

Auch dieser Arzt haut mir die Wahrheiten um die Ohren. Aber vermutlich ist es das Beste. Was ändert es an der Wahrheit, wenn man sie scheibchenweise erfährt? So bekommt man die Schläge auf einmal, richtet sich wieder auf und macht irgendwann weiter. Meine Güte, das Leben kann schrecklich grausam sein.

Klar denke ich: *Warum gerade ich?* Aber ich weiß auch, dass es darauf keine Antwort gibt.

»Aber ist das denn sicher?«, fragt Martin schnell. Martin und sein Kinderwunsch. Ihm wird die Aussage des Arztes jetzt schwer zusetzen. Ich weiß ja, wie sehr er sich ein Baby wünscht.

»Ja, davon ist auszugehen.«

Martin ist klasse. Er lässt sich seine Enttäuschung nicht anmerken. »Wir haben ja ein Kind, Herr Doktor, Alina. Es ist alles gut!«, sagt er schnell. Aber ich weiß genau, wie sehr ihn dieses Gespräch trifft.

Die ganze Situation bedrückt mich, und auf dem Weg

zum Parkplatz spüre ich in mir Wut und Hilflosigkeit gleichermaßen aufkommen. Wut auf die Situation und Hilflosigkeit, weil es keine Lösung für die Misere gibt.

Martin ist jung. Er hat Anspruch darauf, sein Leben so zu leben, wie er es sich wünscht. Mit einer Familie. Wenn ich ihm die nicht geben kann, bin ich einfach nicht die Richtige für ihn. Ich habe doch kein Recht, Martin sein Lebensglück vorzuenthalten. Ich habe ein Kind. Und er? Er muss verzichten. Das geht nicht.

»Du bist ganz angespannt Schatz, richtig verkrampft«, sagt Martin, als er beim Hinausgehen meine Hand nimmt.

»Ach, Quatsch!«, platzt es aus mir heraus, und ich ziehe meinen Arm weg und stecke ihn in meine Jacke. Aber ich schäme mich, dass ich so pampig zu ihm bin. Es tut mir so leid, aber ich bin innerlich total aufgewühlt. In meinem Kopf ist gerade ein ganz großes Durcheinander. Ich muss mit Martin sprechen, und zwar sofort.

Wir sitzen gerade erst fünf Minuten im Auto, als es schon aus mir herausbricht.

»Liebling, ich weiß, dass du dir ein Kind wünschst. Du hast es oft genug gesagt.« Martin wollte gerade den Wagen anlassen. Jetzt nimmt er die Hand vom Zündschlüssel und legt sie mir auf den Arm.

»Liebling, was ist denn los?«, fragt er mich ganz verunsichert. »Wieso sprichst du jetzt davon?«

»Das weißt du genau. Wenn ich das hier überlebe, kann ich kein Kind mehr bekommen. Was willst du denn dann noch mit mir?«, zische ich ihn an, und es ist keine Boshaftigkeit, es ist Verzweiflung, die meine Stimme so schrill klingen lässt.

Martin setzt mein verbaler Angriff sichtbar zu. Mit einer liebevollen Bewegung versucht er, mich zu beruhigen. »Schatz, nun höre doch auf. Es ist so, wie es ist, und ich liebe dich so, wie du bist. Es gibt nichts Wichtigeres. Und ich bleibe bei dir. Das ist zu 100 Prozent sicher.«

Er legt mir jetzt den Arm um die Schulter und zieht mich sanft zu sich herüber. Aber ich bin wie von Sinnen.

»Du kannst nicht bei mir bleiben«, beschwöre ich ihn weiter. »Das kann ich nicht verlangen. Irgendwann wirst du mir das zum Vorwurf machen, und dann hast du wertvolle Lebensjahre verloren.«

Ich rutsche zurück auf meinen Sitz, sehe ihm fest in die Augen. »Martin, nun höre mir erst einmal zu. Ich bin fast 40 Jahre alt und schwer krank. An meiner Seite erwartet dich nichts mehr. Bitte denke an dich. Das bist du dir schuldig, hörst du. Du hast schon genug Furchtbares in deinem Leben durchgemacht. Du musst nicht auch noch mit mir durch diese Hölle gehen.«

»Ich höre die ganze Zeit auf mich«, unterbricht mich Martin jetzt in ungewöhnlicher Schärfe. »Und langsam reicht es. Ich liebe dich und basta. Wir sollten uns im Moment wahrlich um wichtigere Dinge kümmern, als solche unnützen Gespräche zu führen. Ich denke, das war's jetzt.«

Mit einem Ruck setzt er sich wieder gerade hinter das Steuer und lässt den Wagen an. Ich spüre an der stoßartigen Fahrweise, dass er ziemlich verärgert ist. Aber ich fühle mich im Recht. Ich liebe Martin auch, aber darf ich ihm deshalb das Leben verderben?

Eine Zeit lang fahren wir schweigend durch die Stadt. Vor meinen Augen tauchen Bilder von uns beiden auf. Unsere erste Nacht, in der er so zärtlich war. Das erste gemeinsame Frühstück. Ich war so nervös, dass ich das Rührei anbrennen ließ. Wir haben nur gelacht und uns schließlich beim Bäcker ein belegtes Brötchen geholt.

Unsere Liebe hatte zumindest zwischendurch immer auch viel Leichtigkeit. Die kam durch Martin, der jung und unbekümmert war. Heute ist er anders, ernster, reifer, und passt deshalb auch viel besser zu mir als früher. Aber er hat durch die Zeit mit mir einfach eine Dekade übersprungen. Jetzt überspringt er gleich ein ganzes Lebenskonzept, das des Vaterseins. Das geht nicht.

»Martin, lass uns in Ruhe sprechen, bitte«, sage ich ernst. »Ich möchte doch nur, dass du glücklich bist. Ich schicke dich doch nicht weg, weil ich dich nicht will. Ich gebe dich nur frei, weil ich dich liebe und nicht möchte, dass du die Zeit mit mir irgendwann bereust. Das könnte ich nicht ertragen. Verstehst du das?«

Während ich so engagiert auf Martin einrede, lenkt er den Wagen auf einen kleinen Parkplatz und dreht sich zu mir. Wieder stellt er den Motor ab. »Hör zu, Schatz. Du machst mich wütend. Ich weiß selbst am besten, was ich brauche. Ich brauche dich, und ich brauche Alina. Mit euch beiden habe ich alles, was ich mir wünsche. Verstehst du? Lass uns das Kapitel schließen. Mich wirst du nicht los, nie mehr. Begreife das endlich. Und wenn du dir noch so viele tolle Begründungen überlegst, warum ich verschwinden soll, vergiss es. Ich bleibe. Und weißt du, warum? Weil wir beide zusammengehören. Egal was passiert. Begreifst du das endlich?«

Ich bin so baff über diese flammende Rede, dass ich keinen Ton mehr herausbekomme. Martin startet jetzt den Wagen wieder und steuert ihn nach Hause, ganz ruhig und ganz bestimmt. Ich habe das Gefühl, dass er an diesem einen Tag endgültig erwachsen geworden ist. Martin hat die Verantwortung für unsere kleine Familie übernommen, und ich weiß jetzt, dass er diese Rolle ausfüllen kann. Ich nehme seine Hand, und er drückt sie fest. Wir lieben uns wirklich, und ich bin zutiefst dankbar für dieses Licht in der Dunkelheit.

*

»Ich bin krank, Alina!« Die ganze Zeit über habe ich versucht, meine Kleine so gut es geht aus dem Drama herauszuhalten. Natürlich hat sie mitbekommen, dass etwas nicht stimmt, und wir haben auch schon darüber gesprochen, dass ich einen Knoten in der Brust ertastet habe. Aber ich habe ihr nicht die ganze Wahrheit gesagt, sondern immer von einem Abszess gesprochen, den man vermutlich leicht entfernen könnte. Alina hat das in den letzten Tagen aber nicht mehr geglaubt. Sie hat mich mehrmals weinen sehen und auch gemerkt, wie angegriffen Martin ist und dass er sich Urlaubstage genommen hat. Das ist alles sehr ungewöhnlich, und Alina ist ein schlaues Mädchen. Sie kann eins und eins zusammenzählen und hat das garantiert auch längst gemacht. Ich glaube, wir beiden Mädels gaukeln uns gegenseitig etwas vor. Aber sie weiß zumindest nichts Genaues. Das wollte ich so. Ich wollte sie so lange wie möglich heraushalten, ihr so viele unbeschwerte Tage wie möglich mit ihren Freundinnen erhalten. Der Zeitpunkt, an dem sie die ganze Wahrheit erfahren müsse, würde noch früh genug kommen. Jetzt ist er da.

Es ist fünf Uhr am Nachtmittag, ich habe Alina und mir einen frischen Orangensaft gemacht, dazu ein paar Kekse auf den Tisch gestellt. Jetzt nehme ich sie in den Arm, ganz fest, ganz innig. Ich will ihr die ganze Wahrheit sagen. Sie ist meine Tochter. Sie muss wissen, was mit mir los ist. Denn wenn ich das alles nicht schaffe, darf sie nicht das Gefühl haben, ich hätte ihr in der ganzen Zeit etwas vorgespielt. Das ist nicht das Verhältnis, das ich zu meinem Kind haben möchte. Sie muss mir vertrauen können, auch in dieser Lebenssituation darf sie nicht das Gefühl haben, belogen zu werden. Sie muss wissen, dass ich länger krank sein werde und dass das auch für sie schwer sein wird. Ich werde ihre Hilfe brauchen, und sie wird stark sein müssen.

Aber ich komme gar nicht dazu, ihr alles in Ruhe zu erzählen. Schon nach dem ersten Satz unterbricht sie mich, meint: »Ich weiß Mama, aber du schafft das. Das spüre ich.«

Alina hat immer ihren Kopf an meine Schulter gelehnt, wenn wir uns etwas Wichtiges erzählt haben. Dann hat sie meine Nähe gebraucht. Jetzt ist es anders. Sie bleibt aufrecht sitzen, streicht mir stattdessen liebevoll über den Kopf. Es ist klar, was das heißt. Sie ist die Starke, und sie gibt mir Kraft. Sie ist ein tolles Mädchen.

»Woher weißt du …«, frage ich irritiert nach.

»Ich habe euch belauscht«, sagt sie leise und beteuert sofort, dass es natürlich »ganz unabsichtlich« war. »Vor drei Tagen habt ihr beide, Martin und du, darüber gesprochen. Danach war mir klar, dass es nicht stimmt, was du mir erzählt hast, das mit dem Abszess und dem harmlosen Eingriff.«

»Und? Kommst du damit zurecht?«

Alina nickt. »Ja klar, wenn du in die Klinik musst, habe ich ja Martin. Ich koche, er putzt. Wir schaffen das, Mama, keine Sorge.«

Ich streichele ihr über die Wange, ziehe sie an mich.

»Komm her, meine Kleine.« Sie schmiegt ihr Gesicht an meine Brust, und ich spüre, dass sie zittert. Mein armes Kind, es hat so Angst um mich.

»Alina, ich schaffe das, aber es wird bestimmt ein schwerer Weg. Ich werde auch garantiert oft deine Hilfe brauchen. Aber die Zeit geht vorbei, und bald ist alles wieder so wie vorher, versprochen.«

»Dann machen wir aber Urlaub, nicht wahr?«, will Alina jetzt wissen, und ich nicke. »Auf jeden Fall, darauf freue ich mich schon.«

Aber Alina will auch noch Fakten wissen. Sie fragt, was das für eine OP und was eine Chemo ist.

Ich bin kein Fachmann, erkläre ihr so gut es geht, dass ich Infusionen bekomme und Tabletten und dass es bestimmt Tage geben wird, an denen ich schwach sein und mich manches Mal auch nicht gut fühlen werde.

»Ich mache alles, Mama, alles, was du willst. Du musst es nur sagen. Ich kann auch Kuchen für uns backen. Du weißt doch, meine Plätzchen sind immer ganz lecker.« Alina überschlägt sich jetzt fast. Sie sprudelt über mit Vorschlägen, wie sie mir helfen kann. Sie will die Wohnung aufräumen, Einkaufen und, und, und ....

»Ich weiß, dass du alles für mich machst, Süße. Aber wichtiger ist deine Schule. Und vergiss auch nicht, dich mit deinen Freundinnen zu treffen und Spaß zu haben. Du bist nicht krank. Du bist gesund und ein junges, hübsches Mädchen. Du musst nicht mit mir leiden, verstehst du. Du kannst einfach so weiterleben wie bisher, nur etwas mehr für mich da sein, das wäre schön, okay?«

Alina weint jetzt in meinen Armen. »Und ich will nicht, dass du leidest, Mama. Das ist doch ungerecht. Warum bist du krank? Du hast nie etwas Böses getan.«

»Das Leben ist nicht immer gerecht, meine Kleine.« Ich lächle sie halb zuversichtlich, halb hilflos an. »Das Schicksal hat mich getroffen, und ich bin auch sehr traurig darüber. Aber es trifft meist auch die, die das Schicksal tragen können. Ich kann es offenbar, und das werde ich auch beweisen.«

Alina nippt jetzt an ihrem Saft, steckt sich einen Keks in den Mund.

»Mama, weißt du, heute in einem Jahr fahren wir an die See, und darauf freuen wir uns jetzt, ja? Wir gucken einfach nur noch nach vorn. Es wird mit jedem Tag besser, und ein Jahr geht schnell vorbei.«

Ihr Handy klingelt. Im Display blinkt der Name Ina. Das ist ihre allerbeste Freundin.

Alina sieht mich fragend an.

»Geh ruhig dran!«, ermuntere ich sie. »Ihr könnt euch heute gern noch sehen. Dann kommst du auf andere Gedanken.«

»Aber dann bist du doch allein. Martin kommt heute erst später.«

»Das macht nichts. Ich kann dann wenigstens in Ruhe die Küche aufräumen. Los, geh dran und verabrede dich mit Ina.«

Mit dem Telefon in der Hand verschwindet Alina in ihr Zimmer.

»Ina, Moment mal«, höre ich sie sagen. Aber in der Tür bleibt sie stehen, schaltet schnell das Handy auf lautlos.

»Mama, du wirst wieder ganz gesund. Ich weiß das!«, sagt sie plötzlich und sieht mich ernst an.

»Ich weiß es auch«, antworte ich ihr leise. Sie ist ein tapferes Mädchen.

»Ich komme spätestens um sieben Uhr zurück«, ruft sie mir wenig später noch lächelnd zu. Dann fällt die Haustür ins Schloss. Ich bin froh, dass sie sich mit ihrer Freundin trifft und nicht meint, sie muss mich jetzt bemuttern und auf mich aufpassen, sie soll auch das Kind bleiben dürfen.

Ich beginne sofort, die Küche aufzuräumen, und beschäftige mich so lange wie möglich mit Haushaltsarbeiten, aber dann ist alles getan, und das Gedankenkarussell setzt wieder ein. In zwei Tagen werde ich operiert. Was wird sein, wenn ich aus der Narkose aufwache? Ist dann das Schlimmste schon überstanden? Oder entdecken die Ärzte noch viel schlimmere Dinge? Neue Metastasen? Vielleicht erwache ich gar nicht mehr. Alles ist möglich. Ist meine Zeit schon vorbei? Ich sehe aus dem Fenster. Die ersten Blätter sind schon geknospt. Es ist Frühling. Ich denke an das Geburtstagspicknick, und in meinem Kopf tauchen wunderschöne Bilder auf.

Wir liegen auf einer Decke im Gras, die Vögel zwitschern, und die Luft ist trotz der frühen Jahreszeit schon lau. Ich spüre den Atem des Mannes, auf den ich wohl mein ganzes Leben lang gewartet habe, rieche seine Haut, wir sind uns so nah.

Es waren unvergesslich schöne Stunden, nicht nur dieses Picknick im Grünen, wir haben so viele herrliche Erlebnisse gehabt, Martin und ich und auch wir zusammen mit Alina. Unsere Urlaube am Strand, die Ausflüge in den Tierpark, ins Phantasialand, unsere Schlittenfahrt im Harz, ... Ich habe in all diesen Momenten nicht eine Sekunde daran gedacht, dass dieses Glück ein Ende haben könnte. Ich dachte, es bleibt mir für immer, und damit meinte ich mein möglichst langes Leben.

Aber das Glück ist flüchtig. Es lässt sich nicht halten. Es ist immer nur ein Wimpernschlag in unserer Geschichte – und husch, ist es weg. Irgendwann sogar für immer. Ist es schon so weit?

Kapitel 6

»Wenn du in zwei Stunden wieder aufwachst, hast du das Schlimmste schon geschafft. Also, mein Schatz, es wird alles gut, richtig gut.«

Martin sitzt neben mir am Bett und streichelt meine Hand. Es ist der 23. März 2015, und gleich werde ich in den OP geschoben. Seit zwei Tagen bin ich in der Klinik und werde auf den Eingriff vorbereitet. Ich war schon mehrmals im Krankenhaus. Es ist auch nicht meine erste Vollnarkose. Überhaupt habe ich im Moment keine Angst mehr. Ich will nur noch, dass es vorbei ist.

Seitdem ich den Knoten ertastet habe, stecke ich in einem zermürbenden Kreislauf aus Arztbesprechungen, Untersuchungen und Warten. Man hat als Betroffene das Gefühl, dass sich nach und nach die Schlinge immer fester um den Hals zieht. Anfangs ist es ein Schock, dann hofft man, dass sich alles nur als Fehlalarm entpuppt, und wartet auf jede neue Diagnose mit einer unerschütterlichen Hoffnung, dass alles doch »nichts« ist. Aber eine Seite in einem sagt schon deutlich: Es ist so, finde dich damit ab. Heute weiß ich: Die Ärzte lassen einen bewusst warten, damit man die Diagnose besser akzeptieren kann. Die Zeit soll helfen, damit umzugehen.

Ich glaube heute auch, dass Dr. Sopov mit Sicherheit schon am Ultraschall gesehen hat, dass dieser Knoten mit großer Wahrscheinlichkeit ein Krebstumor ist. Aber er hat mich in der Unsicherheit gelassen. Er wusste, sie hilft mir, das Warten durchzuhalten und die Diagnose irgendwann anzunehmen. Wir Krebskranken bekommen mit der Zeit die Gelegenheit, das Unabänderliche zu akzeptieren.

Bei mir ist das auch so. Ich habe die Krankheit im Grunde schon angenommen, und ich möchte nun, dass es weitergeht. Ich will die OP, weil ich Gewissheit will.

»Weißt du genau, dass der Eingriff zwei Stunden dauert?«, frage ich Martin.

»Genau wissen das die Ärzte nicht, aber vermutlich ja«, antwortet er.

»Ich möchte nur, dass es nicht noch schlimmer kommt«, sage ich leise.

Ich sehe Martin an. Der Arme hat bestimmt seit Tagen nicht mehr geschlafen. Er sieht richtig grau aus im Gesicht. An ihm hängt jetzt so viel. Er kümmert sich um Alina, den Haushalt. Es ist ein Geschenk, dass er so einen tollen Chef hat.

»Geh zu deiner Frau, wann immer du es möchtest. Wir bekommen das hier auch ohne dich hin«, hat er ihm gesagt, als ihm Martin meine Geschichte erzählt hat. Ich finde das so großartig von ihm. Er ist ein Chef mit Herz. Das ist nicht selbstverständlich. Mein Chef hat allerdings auch super reagiert. Er hat mir schon mehrmals geschrieben und mir alles Gute gewünscht. Und er hat mich auch angerufen und mir gesagt, dass er mir den Arbeitsplatz frei hält. Der Satz hat mir so gutgetan. Das heißt ja, es gibt ein Danach. Es geht also weiter. So ein Satz tröstet. Ich brauche solche Sätze. Krebskranke brauchen Zuwendung und Zuversicht. Das lerne ich gerade.

Aber ich bekomme auch reichlich davon.

Sara und Ines sind sofort gekommen, als sie erfahren haben, dass mit mir etwas nicht stimmt. Seitdem sind sie für mich da. Ich kann sie jederzeit anrufen, wenn ich sprechen möchte. Sie lassen alles liegen und stehen und schenken mir Zeit. Papa telefoniert jeden Tag mit mir, fragt, ob er etwas für mich tun kann oder worüber ich mich freuen würde. Aber ich brauche nichts, nur seine Fürsorge, und die habe ich zu 100 Prozent.

Linda hat mir ein wunderbares Buch geschenkt mit Bildern der Ostsee, die ich so liebe. Linda ist Papas Freundin. Die beiden kennen sich aus ihrer Jugend und haben sich vor einigen Jahren wiedergesehen. Seitdem unternehmen sie viel zusammen. Ob sie wirklich ein Paar sind, kann ich gar nicht sagen. Ich möchte auch nicht direkt danach fragen, so wie es ist, ist es gut für sie. Und Linda ist längst ein Teil unserer Familie. Sie ist geschieden und hat zwei Kinder, und wir verstehen uns alle prima miteinander. Linda arbeitet als Krankenschwester und weiß alles von meiner Geschichte. Ich frage sie häufig, wenn ich etwas nicht verstehe, und sie hat immer ein offenes Ohr für mich.

Eine Kollegin hat mir Blumen vor die Tür gestellt, und Sabine hat eine halbe Nacht bei mir gesessen, mir zugehört und mich getröstet. Sie ist eine wundervolle Freundin. Sie ist da, wenn es nötig ist, aber sie erträgt es auch, wenn wir uns mal ein paar Wochen nicht sehen. Uns verbindet fast unser ganzes Leben, und das ist wie ein festes Band, das sich um uns beide schlingt. Wir lassen einander niemals los. Das zählt. Da spielt es keine Rolle, dass wir uns nicht jeden Tag irgendwelche WhatsApp-Nachrichten schicken. Wir sind einfach füreinander da und können uns aufeinander verlassen. Das ist ein einmaliges Geschenk.

»Wenn du gleich einschläfst, denke an die Bilder von Norddeich«, holt mich Martin aus meinen Gedanken zurück. Norddeich, ja, es ist erst wenige Tage her, dass sich Martin und ich händchenhaltend dem Wind am Strand von Norddeich entgegenstemmten. Wir waren vorletztes Wochenende dort, haben uns in einem schönen Hotel am Strand einquartiert und jede Minute genossen. Papa hatte uns die Reise spendiert. »Ich möchte, dass du vor der OP noch Kräfte tankst«, hat er gemeint und uns einen Umschlag auf die Anrichte gelegt. Ich habe mich riesig gefreut und mir gewünscht, dass wir nach Norddeich fahren. Ich liebe das Meer. Es gibt so viel Kraft. Kraft, die ich dringend gebrauchen kann. Es waren drei schöne Tage, aber ganz ehrlich, es ist alles nicht viel wert, wenn man weiß, dass man einen Tumor im Körper hat, der einen innerlich zerfrisst. Ich habe das Meer genossen, ganz bestimmt, aber der Gedanke an den Tumor war immer mein ständiger Begleiter. Er hat mich nicht losgelassen, nicht am Tag und auch nicht in der Nacht, in der ich in Martins Armen vergeblich versucht habe, einzuschlafen. Es dreht sich alles um den Tod. Krebskranke können nicht abschalten.

»Ach, Norddeich, das hat wirklich gutgetan«, murmele ich. »Ich werde an dieses kleine Café am Strand denken. Das war, als hätten wir mitten im Meer gesessen. Einfach wunderschön …«

»Ja, das fand ich auch«, meint jetzt Martin. »Weißt du was, wenn das hier alles vorbei ist, fahren wir wieder dorthin. Und du wirst sehen, du hast dann ganz andere Gedanken im Kopf. Du wirst wieder lachen so wie früher, als ich dich kennengelernt habe. Damals in der Disco, erinnerst du dich? Du hast so wunderbar gelacht. Ich glaube, ich habe mich in dein Lachen verliebt.«

»Meinst du, man kann das Lachen verlernen?«, frage ich ihn, und Martin schüttelt sofort den Kopf. »Du nicht. Du bist eine Frohnatur und wirst immer lachen, ganz bestimmt.«

»So, dann hole ich Sie jetzt!« Schwester Susi, eine junge blonde Schwester mit einem niedlichen Knoten im Nacken, steht vor mir. »Frau Remmert, es ist so weit!«

Sie lächelt mich an. Das tut mir gut. Ich mag Schwester Susi. Sie ist liebevoll, einfühlsam, fragt oft, wie ich mich fühle. Vielleicht ist sie so einfühlsam, weil sie ihren Job noch nicht so lange macht. Für sie ist das Leid doch Alltag.

Mit einem kräftigen Tritt nach unten lockert sie die Bremse des Krankenbettes und schiebt mich langsam auf den Flur. Martin geht neben mir her, hält meine Hand, sieht mich an und flüstert mir immer wieder »Ich liebe dich« ins Ohr. Ich selbst merke nichts mehr. Ich bin schon in einer anderen Welt.

»Sie müssen jetzt leider hier bleiben«, meint Schwester Susi. »Holen Sie sich doch unten in der Kantine einen Kaffee.«

Martin zwinkert mir zum Abschied zu. Es ist eine Geste, die ich an ihm liebe, und während ich weiter den langen Krankenhausflur Richtung OP geschoben werde, steht Martin in der Zimmertür und sieht mir nach.

»Ich sehe ihn wieder, Schwester Susi. Das ist ganz sicher«, sage ich und achte bewusst darauf, dass es keine Frage ist. Es ist eine Feststellung. Ich sehe ihn wieder. In zwei Stunden, wenn die OP geschafft ist.

*

»Drei Zentimeter großer Tumor, entfernt am 23. März 2015, sechs befallene Lymphknoten, insgesamt 22 Lymphknoten, Anlage eines Portsystems am 10. April 2015, Erörterung der notwendigen Chemotherapie«, lese ich im OP-Bericht.

Wie ich das wahrnehme? Wie eine Reparaturbeschreibung von meinem Auto. Es ist alles so weit weg.

Mit dem OP-Bericht in den Händen bin ich auf dem Weg zu Dr. Sopov. Ich habe mich von den beiden drei- und vierstündigen Eingriffen ganz gut erholt. Okay, ich bin noch etwas wackelig auf den Beinen, habe oft Butterknie. Aber insgesamt geht es mir ordentlich. Ich bin brusterhaltend operiert worden. Das ist eine riesengroße Erleichterung. Man hat mir zwar von Anfang an gesagt, dass mir die Brust nicht abgenommen wird. Aber vor der OP hatte ich plötzlich Restzweifel, ob es wirklich dabei bleibt. Meine Horrorvorstellung war: Bei der OP gibt es unerwartete Komplikationen, und ich wache auf und meine Brust ist weg. Noch auf dem OP-Tisch habe ich daran gedacht und mir vorgestellt, wie ich wohl ohne Brust aussehe. Aber diese Ängste waren zum Glück unnötig. Meine Brust schillert zwar heute in allen Grün-Blau-Schwarz-Schattierungen, ist dick angeschwollen und bretthart, aber sie ist da, und das ist das Wichtigste. Ich habe eigentlich einen schönen Busen, und mit etwas Glück wird er auch wieder so wie früher. Ich trage gern ein tief ausgeschnittenes Dekolleté oder enge Spaghetti-Tops, und bestimmt kann ich das bald auch wieder tun.

Jetzt sitze ich im Sprechzimmer Dr. Sopov gegenüber und wünsche mir, dass er mir etwas Nettes sagt.

»Schön, dass Sie das alles überstanden haben«, lächelt er mit dem Blick auf den OP-Bericht.

»Wie fühlen Sie sich?«, möchte er wissen, und ich erzähle ihm meine Freude über die gut geschaffte erste Etappe.

»Wann geht die Chemo los?«

»Am 30. April. Ich habe meinen Chemoplan dabei. Hier, sehen Sie, ich bekomme vier ETC alle drei Wochen und zwölf Paclitaxel, die allerdings jede Woche.«

Dr. Sopov nickt. »Das passt!«

Er tastet noch vorsichtig meine Brust ab, schont mich aber auch jetzt nicht. Auf meine Frage, was mich bei der Chemo erwartet, ist er ehrlich zu mir.

»Sie werden mit Sicherheit Ihre Haare verlieren. Aber die wachsen wieder, haben Sie keine Sorge.«

Keine Sorge? Ich liebe meine Haare. Sie gehen mir fast bis zum Po und sind voller Locken, dick und widerstandsfähig. Es kann nicht sein, dass sie ausfallen. Es gibt Ausnahmen, oder? Dr. Sopov lächelt. Ich frage nicht nach.

*

Tropf, Tropf, Tropf … Ich zähle unaufhörlich mit, wie die Tropfen der Flüssigkeit aus der Kanüle in den Schlauch tropfen, der in meinem Port steckt. Tropf, tropf, tropf. Ich weiß nicht, wie lange ich hier schon sitze. Eine Viertelstunde? Eine halbe Stunde? Die Zeit spielt keine Rolle mehr. Ich kann nichts mehr einschätzen.

Der Stuhl unter mir kommt mir wie ein elektrischer Stuhl

in einer Hinrichtungszelle vor. Mit meinem gibt es noch fünf weitere Stühle, auf dem jetzt morgens um acht Uhr schon Menschen sitzen. Es sind zwei Frauen und zwei Männer. Neben mit sitzt eine blonde junge Frau, kaum älter als 30 Jahre. Sie ist sehr dünn, ihre Schulterknochen stechen ein bisschen wie Messerspitzen aus ihrem dunkelblauen Pulli. Sie trägt eine Jeans, aber man erkennt, dass viel zu magere Beinchen in der Hose stecken. Ihre Haut ist weiß und unrein. Aber das Ungewöhnliche: Ihre Augen blitzen. Sie lächelt immer, hat Kopfhörer auf und liest in einem Buch. Es ist ein Reiseroman über die Emirate. Sie hat offenbar Reisepläne. Immer wieder blättert sie interessiert vor und zurück, scheint Zahlen und Bilder zu vergleichen. Sie wirkt fröhlich, und wenn sie spürt, dass ich sie ansehe, lächelt sie mir sofort zu. Einmal hat sie mir sogar zugezwinkert, richtig fröhlich und aufmunternd. Und ich habe sogar zurückgelächelt. Rechts von mir sitzt eine ältere, rundliche Frau. Sie trägt ein schlichtes blaues Kopftuch, dazu ein buntes Kleid. Sie hat sich gleich bei mir vorgestellt und »Ich heiße Reinhild« gesagt. »Und ich bin Yvonne!«, habe ich geantwortet. Dann hat sie mich ganz spontan gestreichelt. Wir waren plötzlich wie Freundinnen. Komisch. Zwei Männer, die mir gegenübersitzen, sehen nur starr vor sich hin. Der eine ist mindestens 50 Jahre alt, kräftig, sehr gepflegt gekleidet. Er arbeitet bestimmt irgendwo im Management. Zumindest signalisieren mir das seine Uhr, die irgendwie wertvoll aussieht, und die wirklich richtig polierten Schuhe. Er sieht gut aus, hat blonde, gescheitelte Haare, gepflegte Hände. Irgendwie kommt er mir bekannt vor. Vielleicht arbeitet er bei der Hella und hat sich bei mir schon mal ein Brötchen geholt. Die Manager kommen oft in die Kantine. Ich glaube, sie machen das, um ihren Teamgeist zu zeigen. Aber das ist ja jetzt auch nicht wichtig. Der andere ist klein und dicklich, bestimmt über 70. Er hat eine Glatze, und mir sind sofort seine gelblichen Zähne aufgefallen. Und als er an mir vorbeiging, roch es auch nach Rauch. Er ist mürrisch und blickt niemanden an. Vielleicht ist er auch nur traurig. So wie ich.

Uns alle eint etwas: Wir haben Krebs. Und wir sind hier, weil wir um unser Leben kämpfen. Egal mit welchem Hintergrund, egal in welchem Alter. Wir sind krank und wollen leben, und dafür sind wir bereit, alles zu geben und alles hinzunehmen.

Tropf, tropf, tropf, der Raum, in dem ich zum ersten Mal heute bin, ist lichtweiß getüncht, es gibt Fotos an den Wänden, dazu einen Tisch in der Mitte, auf dem jede Menge Zeitschriften liegen. Bevor ich hierherkam, hat man mir in einem Behandlungszimmer Blut abgenommen. Denn nur wenn die Leukozytenwerte stimmen, kann ich die Chemo erhalten. Ich bekomme insgesamt 17, diese ist meine erste.

Auch deshalb habe ich letzte Nacht wohl kein Auge zubekommen. Es lag vor allem aber an den Schmerzen. Körperlich geht es mir nach der OP nicht gut. Die Narbe ist schlecht verheilt und tut weh, zudem macht mir das Gewebe rund um die entfernten Lymphknoten zu schaffen. Die Haut spannt sehr und brennt. Es tut mir weh, wenn ich die Arme bewege, sogar beim tiefen Einatmen habe ich Schmerzen. Ich kann nichts tragen, nichts heben, nichts festhalten.

»Das wird besser«, hat mich der Onkologe im Krankenhaus getröstet. Es ist ja auch nicht das Schlimmste. Ich habe größere Probleme. Ich muss um mein Leben kämpfen und habe doch gerade erst eine Mini-Schlacht gewonnen. Es liegen noch viele weitere Einsätze vor mir. Und das macht mir Angst. Die Zeit. Sie kommt mir unendlich vor, und am Horizont steht nicht die Rückkehr der Normalität, des Alltags mit Lebensfreude, Kraft und Stärke. Am Horizont steht ein riesengroßes Fragezeichen und dahinter ein noch größeres schwarzes Loch. Denn niemand weiß, ob ich das schaffen kann. Die Prognose der Ärzte ist 70:30. Zahlen auf dem Papier, Ergebnisse von Statistikern. Für mich bedeutet es: Meine Chance, zu überleben, mit Martin glücklich zu sein und Alina aufwachsen zu sehen, steht bei 70 Prozent. Ist das gut? Ich weiß es nicht.

»Menschen fallen die Treppe hinunter, werden vom Auto überfahren, oder es reißt ihnen eine Ader im Kopf. Jeder von uns kann jeden Tag sterben«, hat mir mein Vater gesagt. Er will mich trösten, mir die Angst nehmen. Ich verstehe, dass er das sagt, und er hat auch recht damit. Vielleicht ist es deshalb gar kein großer Unterschied, ob man Krebs hat oder nicht. Vielleicht unterscheidet uns nur der kämpferische Einsatz, mit dem wir Kranken im Gegensatz zu den Gesunden leben. Wir können nicht einfach vergessen, dass wir krank sind. Wenn mich als Gesunder ein Auto erwischt und ich sterbe, weiß ich das vorher nicht. Da kann man sich nicht vor schützen, nicht darauf einstellen, nichts. Die Gefahr ist nicht sichtbar. Gesunde können nur leben und lachen und hoffen, dass ihnen nichts passiert. Aber wir Kranken haben den Tod vor Augen, wir müssen uns plötzlich ans Steuer unseres Leben setzen und dem Sturm im Meer trotzen, wir müssen uns dem Wind entgegenstellen, die Gischt aushalten und bei dichtem Nebel den Kurs halten. Das fordert uns, und jeder geht mit der Herausforderung anders um.

Die ältere Frau neben mir stemmt sich mit zumindest äußerlich ungebrochener Lebensfreude gegen ihr Schicksal. Die junge Frau links neben mir lenkt sich ab, der Manager gibt sich gelassen. In glaube, sie haben alle eine Maske auf. In der Angst sind sie alle nackt, so wie ich.

Ich weine jetzt und wundere mich, dass ich überhaupt noch Tränen habe. Denn eigentlich weine ich mit kurzen Unterbrechungen seit gestern Abend.

Die ganze Nacht habe ich im Bett gelegen und vor mich hin geschluchzt. Martin hat mich im Arm gehalten und gestreichelt, bis er irgendwann weggenickt ist. Sein gleichmäßiges, ruhiges Atmen hat mich beruhigt. Ich habe auf seiner Brust gelegen, die ganz nass von meinen vielen Tränen war, und seinem gleichmäßigen Herzschlag gelauscht.

Ab und zu sind mir die Augen zugefallen. Aber es war kein echter Schlaf, mehr ein Dösen. So als hätte ich Angst, die Kontrolle über mein Leben zu verlieren. Ich wollte unbedingt wach bleiben und war doch so erschöpft.

Auf der Fahrt in die Klinik war ich wieder einmal todmüde und gleichzeitig auch hellwach. Die Angst war der Erleichterung gewichen. Ich wollte auch die neue Hürde nehmen, um meinem Ziel, der Normalität, wieder ein Stück näher zu kommen. Aber mein Mut verschwand, als ich auf dem Chemostuhl Platz nehmen sollte. Ich habe keine Sekunde Martins Hand losgelassen, und so ist es bis jetzt, auf diesem Stuhl, mit dem ich so merkwürdige Assoziationen verbinde.

Martin sitzt neben mir und streichelt meine Finger. Ich starre auf den Tropf, die Kanüle im Port, an die Wände und in die Gesichter meiner Mitpatienten und – ja, weine. Ich kann mich nicht erinnern, jemals in meinem Leben so viel geheult zu haben. Die Haut um meine Augen ist aufgequollen, und die Augen selbst sind rot geädert. Ich sehe so schlimm aus, dass ich draußen eine Sonnenbrille tragen werde. An Make-up ist bei dem Tränenfluss gar nicht zu denken.

Tropf, Tropf, tropf … ich weiß, dass mit jedem Tropfen Gift in meinen Körper fließt. Gift, das den Tumor und eventuelle Metastasen bezwingen soll, aber auch viel Schaden in meinem Körper verursachen wird. Ich selbst habe auch schon Schaden in meinem Körper verursacht. Ich habe nicht immer gesund gelebt. Geraucht, nicht viel, aber doch getrunken, Nächte zum Tag gemacht, keinen regelmäßig ausreichenden Schlaf gehabt, mich geärgert und gestritten, geheult und gelitten. Vielleicht hat das bei meiner Disposition schon ausgereicht, die Krankheit auszulösen, Zellen entarten zu lassen. Ich hätte besser auf mich achtgeben müssen. Aber jetzt ist es zu spät.

»Entschuldigen Sie, es geht gleich weiter«, meint die Schwester und tauscht mit wenigen Handgriffen die Flaschen aus.

Sie lächelt mich an, und ich lächele tatsächlich zurück. Sie will mich aufmuntern, und es ist ihr gelungen.

»Danke«, sage ich leise und nicke ihr zu. Diese Menschen hier sind so wichtig für uns. Sie können uns Kranken mit einem Lächeln, einer liebevollen Geste so viel geben. Ich habe Respekt vor diesen Berufen.

Tropf, tropf, tropf … »Sieh mal, wie findest du diesen Tisch? Wäre der nicht schön für unser Wohnzimmer?« Martin hält mir eine Einrichtungszeitung hin. Ich sehe keinen Tisch. Ich sehe nur farbige Bilder, auf die Tränen tropfen. Er will mich ablenken, und wir brauchen einen Tisch. Aber – ganz ehrlich – ich kann überhaupt nichts sagen. Ich habe das Gefühl, innerlich vergiftet zu werden von diesem furchtbaren Chemiecocktail, und ich habe so schlimme Angst, dass mein Herz so stark rast, dass ich denke, die Besinnung zu verlieren. Ich glaube, ich nicke gleich weg.

Tropf, tropf, tropf … Es piept. Die Schwester kommt.

»Sie dürfen jetzt gehen, Frau Remmert«, höre ich sie sagen.

»Wirklich? Sind die fünf Stunden schon herum?«

Martin hilft mir aus dem Stuhl. Dabei geht es mir körperlich gar nicht gut. Als ich aufstehe, fühle ich mich wie eine Betrunkene, benommen, kann kaum stehen. Es ist meine Psyche, die mich so hilflos macht. Die Angst, die alles überdeckt.

»Ich danke Ihnen«, sage ich im Hinausgehen artig und stakse die Treppen hinunter. Alles um mich herum wackelt jetzt. Ich habe Mühe, mich auf den Beinen zu halten. Zum Glück halten mich Martins starke Arme.

»Zu Hause legst du dich hin. Komm, wir schaffen das«, sagt er mir leise ins Ohr und schiebt mich zur Tür hinaus.

Als ich endlich im Auto sitze, mache ich mir schon Gedanken, wie ich im Haus die sechs Treppen hochkommen soll. Wir leben in Lippstadt in einem Altbau, in der zweiten Etage ohne Fahrstuhl. Hoffentlich packe ich das.

*

Martin hält mich im Arm und schiebt mich Stufe für Stufe die Treppe zur Wohnung hinauf. Jetzt weiß ich, wie es sich anfühlt, »todkrank« zu sein. Ich bin relativ kräftig aus dem Haus gegangen, fühlte mich körperlich zumindest okay. Und jetzt, fünf Stunden später, bin ich ein Wrack. Ich muss auf jeder Stufe, die ich mit Martins Hilfe erklimme, stehen bleiben, durchatmen, mit Kraft einatmen und dann vorsichtig das Bein heben. Es ist furchtbar. Ich schäme mich Martin gegenüber. Ich kann ihm so keine Partnerin sein.

Als ich endlich auf dem Sofa liege, ist mir speiübel, und ich fühle eine bleierne Müdigkeit, die mich nur einen Wunsch haben lässt: schlafen. Ich ahne nicht, dass ich die kommenden zehn Tage einfach nur liegen bleibe und schlafe.

Ab und zu schleppe ich mich ins Bad, und ab und zu zwinge ich mich, etwas zu essen. Ich mag nur Püriertes, am liebsten Babybrei aus dem Glas, manchmal ein Stück Käse, und das esse ich auch nur, um die Übelkeit unter Kontrolle zu halten. Komischerweise muss ich mich aber nicht übergeben. Es ist immer kurz davor, aber wenn ich brav liege, passiert nichts.

Ansonsten passiert auch nichts. Fast nichts. Als ich nach vier Tagen wieder mal kurz unter der Dusche stehe, kleben büschelweise meine schwarzen Haare an meinem Körper. Ich weiß, was mir Dr. Sopov gesagt hat, und trotzdem schreie ich in dem Moment geschockt auf. Zum Glück ist Martin da. Als er ins Bad kommt, sehe ich die Bestürzung in seinen Augen.

»Martin, Martin«, stammele ich schluchzend und zeige hilflos mit der Hand auf meinen Körper. »Sieh mal, meine schönen Haare. Sieh mal, sie fallen alle aus!«

Mit einem Satz ist Martin in der Dusche und nimmt mich in den Arm. Und dann stehen wir da, eng umschlungen, und der warme Duschstrahl weicht nun auch Martin mitsamt seiner Kleidung regelrecht auf.

Ich weine hemmungslos und bin kaum zu beruhigen. Ich liebe meine Haare, habe sie immer als Schmuck empfunden und ganz viel dafür getan, dass sie lockig und seidig über meine Schultern fallen. Jetzt spült sie das warme Duschwasser um meine Füße, und ich stehe in diesem Riesenberg aus schwarzen Locken und habe Angst, jemals wieder in den Spiegel zu sehen.

*

Ich liege auf dem Sofa und starre an die Decke. Im Bad höre ich Martin hantieren. Er hat sich erst einmal umgezogen, den verstopften Abfluss gereinigt und die Haare vom Fliesenboden gefegt. Jetzt bringt er mir einen Tee.

»Ich finde, Glatze ist trendy«, meint er plötzlich und lacht mich an. »Weißt du, wir machen heute Abend eine gemeinsame Party. Du rasierst erst mir eine Glatze, und dann rasiere ich dir eine. Es wäre doch gelacht, wenn wir unser Glück von ein paar Haaren abhängig machen, nicht wahr?«

Ich muss jetzt lachen.

»Du möchtest, dass ich dir eine Glatze rasiere? Das wird bestimmt lustig aussehen!«

»Garantiert, dann sehen wir eben mal eine Zeit lang beide lustig aus!«, sprudelt es weiter aus ihm heraus. »Ich mochte schon immer gern Kojak und Yul Brynner sehen. Das sind doch tolle Typen.«

»Also, ich spiele Bruce Willis und du Britney Spears, die sah ohne Haare echt sexy aus. Und dazu gibt es für mich zur Feier des Tages einen Jägermeister und für dich ein Wasser mit Ananassaft, das magst du doch so gern. Also los, heute Abend feiern wir den Sieg über Haare. Sie sind belanglos.«

Martin küsst mich. Ich lege meine Arme um seinen Hals.

»Du bist klasse«, flüstere ich ihm ins Ohr. »Und bitte bereite Alina schon mal vor. Sie ist bei ihrer Freundin. Kannst du sie anrufen? Nicht dass das arme Mädchen Angst bekommt, wenn es heute Abend uns zwei Glatzköpfe sieht.«

Der Abend wird trotz aller Schwere unglaublich lustig. Denn es kommt noch Britta, unsere Friseurin, und wir kichern zu dritt im Badezimmer herum und rasieren, lachen, staunen.

Und Britta macht sich einen Spaß, rasiert Martin erst einmal nur oben die Haare, lässt ihm wie bei einem alten Mann den Haarkranz stehen. Wir machen Fotos, reißen Witze, und für ein paar Stunden vergesse ich, wie sehr ich unter dem Verlust meiner geliebten Haare leide.

Martin hat uns Pizza gemacht, die wir später zusammen essen. Wir Mädels trinken Saft dazu, hören Techno-Musik.

Aber als Alina nach Hause kommt und uns so blank in der Küche sitzen sieht, hat sie Tränen in den Augen. Ich glaube, jetzt realisiert sie erst, was mit mir los ist. Doch unsere gute Laune ist ansteckend. Sie lacht schnell mit, streichelt uns über unsere Glatzen und nimmt uns mit ein paar Witzen mächtig auf die Schippe.

»Ich will aber keine Glatze«, sagt sie fröhlich, bevor sie hungrig in ein Stück Pizza beißt.

»Ach, damit wärest du bestimmt ein Hingucker in der Schule«, albere ich herum. »Aber ich glaube, die Jungs kannst du dir dann abschminken.«

»Vielleicht finde ich dann auch einen, der den Look mit mir tragen möchte.«

Wir lachen bis weit in den Abend hinein. Ich bin zwar auch jetzt hundemüde, genieße aber die Leichtigkeit des

Abends und will einfach nicht, dass es aufhört. Es ist schon fast Mitternacht, als Martin und ich im Bett liegen.

»Das fasst sich an wie ein Baby-Popo«, scherzt er und streichelt mir über den kahlen Kopf. »Und du siehst richtig gefährlich aus«, entgegne ich. »Pass bloß auf, dass man dich nicht für einen Schläger hält. Nicht dass du in falsche Kreise gerätst.«

Arm in Arm schlafen wir ein, und bis zum Morgen wache ich nicht einmal auf. Ich habe die Krankheit einfach mal vergessen. Wenigstens für eine wunderbar erholsame Nacht.

*

»Ihre Leukozyten-Werte sind sehr gering«, meint Dr. Sopov. »Ich gebe Ihnen zur Stabilisierung eine Spritze!« Es ist der 5. Mai 2015, wenige Tage nach meiner ersten Chemo, und ich bin froh, dass etwas passiert. Meine »Haar-ab-Party« war nur ein Ausreißer in meiner Abwärtsspirale. Ansonsten geht es bei mir kontinuierlich bergab. Obwohl kaum noch vorstellbar, werde ich immer müder und schlapper und habe das Gefühl, den ganzen Tag in einer Art Dämmerzustand zu verbringen. Ich lege mich hin, wenn Alina zur Schule geht, und bin überrascht, dass sie schon wieder da ist, wenn sie um halb zwei zurück nach Hause kommt. Die Stunden dazwischen verschlafe ich, genauso wie den Rest des Tages. Ich bin eigentlich kaum noch richtig wach, schlafe, döse, schlafe und denke manchmal, irgendwann werde ich gar nicht mehr wach.

Jetzt bin ich endlich mit Martin in der Praxis und hoffe auf Hilfe. Es ist eine der üblichen Routineuntersuchungen zwischen den Chemositzungen, und ich hoffe auf wirksame

Medikamente gegen diese Müdigkeit und natürlich auch gegen meine Übelkeit, die mich vom ersten Tag der Chemo an plagt. Obwohl ich kaum esse, habe ich mein Gewicht gehalten. Von ehemals 58 Kilo vor der Krankheit bringe ich immer noch 55 Kilo auf die Waage. Darüber bin ich froh. Vor ein paar Wochen hätte ich mich noch riesig gefreut, abzunehmen, um in die nächstkleinere Jeans zu passen. Heute spielt das Optische keine Rolle mehr. Ich mache mir eher Sorgen, zu viel abzunehmen. Mein Aussehen, es hat einen anderen Stellenwert. Daran merke ich, wie albern meine Sorgen früher, und damit meine ich vor der Krankheit, waren. Ich habe mir Gedanken um meine Figur gemacht. Ich wollte schön sein, schlank, attraktiv, mit langen Haaren. Heute bin ich hager, ohne Haare und möchte nur eines: leben und irgendwann wieder gesund sein.

Dr. Sopov ist mit keinem Satz auf meine Glatze eingegangen. Er mag bestimmt nicht darauf reagieren. Er sieht sie doch jeden Tag, die krebskranken Menschen ohne Haare, junge und alte, reiche und arme, kluge und ungebildete. Krebs macht vor niemandem Halt. Er weiß es.

Aber ich spreche es jetzt an. Denn für mich ist es neu.

»Sie sehen, ich habe keine Haare mehr«, sage ich.

»Es klingt vielleicht komisch«, entgegnet er mir. »Aber es steht Ihnen. Sie haben einen Kopf für die Glatze.«

Das ungewöhnliche Kompliment tut mir gut. Von wegen die Eitelkeit ist weg. Ich möchte offenbar auch mit der Krankheit schön sein, gesehen werden.

Natürlich könnte ich auch eine Perücke tragen. Aber jetzt im Sommer habe ich eigentlich keine Lust dazu. Doch ich habe mir hauchdünne Mützen gekauft, sogenannte Beanies,

25 Stück in allen möglichen Farben. Irgendwann werde ich die versuchen.

Ich bekomme Tabletten verschrieben, bin aber skeptisch, ob sie helfen. Und wir machen eine Ultraschall-Untersuchung.

»Da ist noch etwas im Bauchraum gewesen, beim letzten Mal«, wirft Martin jetzt ein. »Das ist gar nicht mehr abgeklärt worden.«

Dr. Sopov stutzt, sieht noch einmal auf meine Krankenakte, nickt, meint dann knapp: »Das kläre ich mit ab.«

Ich lege mich entspannt auf die Liege, Martin wartet draußen, als der Arzt das Ultraschallgerät über meinen Bauch und Unterleib schiebt. Plötzlich stutzt er, ich sehe es deutlich, er sieht auf den Bildschirm, seine Augen sind ganz starr, so als wolle er genau fixieren, was er sieht, und wieder und wieder schiebt er das Gerät hin und her.

»Ist was?«, frage ich und fühle sofort, wie mein Blut in Wallung gerät. Ein neuer Tumor? Das wäre mein Ende. Bitte nicht schon wieder eine so schlimme Schicksalsnachricht. Ich ahne nicht, dass das, was jetzt kommt, einfach nur unglaublich ist.

Kapitel 7

»Sie sind schwanger, Frau Remmert!«

»Das – das kann doch nicht sein ...«, stammele ich, nachdem Dr. Sopov mir nun mehrmals versichert hat, dass es keinen Zweifel gibt. »Ich bin doch krank.«

Ich blicke auf den großen Bildschirm, den er zu mir herübergedreht hat, und erkenne einen winzigen Menschen, den Kopf, die Arme, den Herzschlag. Es ist unfassbar. »Ich bin doch krank«, wiederhole ich noch mal.

»Ja genau, Frau Remmert, das ist das Problem, und es gibt leider keine positive Lösung.« Auch Dr. Sopov ist sichtlich mitgenommen.

Er holt jetzt Martin herein. Der Arme, er hat keine Ahnung, welche Botschaft ihn erwartet. Als er sich zu mir auf die Liege setzt, spüre ich, dass er zittert. Keine Frage, er ist auf eine weitere Schreckensnachricht eingestellt, aber mit Sicherheit nicht auf diese.

»Ich bin schwanger, Martin«, sage ich ganz leise. »Was machen wir denn jetzt?«

Martin schaut im ersten Moment völlig verstört mich und dann Dr. Sopov an.

»Sie haben einen sehr aggressiven Krebs und bereits Ihre

erste Chemotherapie bekommen. Im ersten Trimester einer Schwangerschaft darf das nicht sein. Der Fötus verträgt das nicht«, sagt Dr. Sopov.

»Was heißt das denn?«, frage ich jetzt mit bebender Stimme, obwohl ich genau weiß, was kommt.

»Wir müssen das Baby abtreiben«, ist die deutliche Antwort.

Ich schließe die Augen, sehe Alina vor mir. Mit ein paar Wochen, Monaten, Jahren. Wie im Zeitraffer zieht ihr Leben in meinem Kopf vorbei.

»Nein, nein, bitte nicht«, stammele ich und schaue Martin hilfesuchend an. Doch der ist immer noch so baff, dass er keine Reaktion zeigt, nur stumm dasitzt.

»Die erste Chemo war circa in der neunten Woche, das ist der Zeitraum der Organentwicklung«, erklärt uns Dr. Sopov. »Das Baby wird organische Schäden haben. Dazu müssen wir an Sie denken.«

Er nimmt jetzt meine Hand.

»Sehen Sie, Sie haben einen hormonellen Krebs, und das Baby streut Hormone. Das ist viel zu riskant für Sie. Außerdem brauchen Sie weiterhin die optimale Chemotherapie, ohne Rücksicht auf das Kind. Sonst gefährden Sie Ihr Leben. Es gibt keine andere Möglichkeit als eine Abtreibung, in beiderlei Hinsicht. Aber ich schlage Ihnen vor, Sie besprechen das noch einmal ausführlich mit dem behandelnden Arzt aus der Onkologie im Krankenhaus.«

Ich nicke. Aber was soll der mir anderes sagen? Es klingt doch alles so einleuchtend.

Aufgewühlt fahren wir sofort los. Wir brauchen Klarheit. Das Drama um meine Erkrankung hat uns schon bis zum Äußersten belastet, und jetzt auch noch das. Ich bin schwanger! Eine Nachricht, die ich niemals erwartet hätte. Für mich war die Familienplanung abgeschlossen. Ich wollte nach Berlin, habe deshalb zuverlässig verhütet und die Drei-Monats-Spritze bekommen. Mir ist es ein Rätsel, wie das passieren konnte.

Die Aussage im Klinikum deckt sich mit der von Dr. Sopov.

»Sie brauchen Ihre Kraft für sich, und wir können die Chemo nicht aussetzen. Das ist viel zu riskant für Sie. Eine Abtreibung ist unumgänglich. Die Chemotherapie in diesem frühen Entwicklungsstadium hat mit größter Wahrscheinlichkeit schon schwere Behinderungen beim Baby verursacht.«

Die schlimmen Nachrichten prasseln auf mich nieder wie ein Raketenhagel. Die Abläufe sind klar: sofortiger Schwangerschaftsabbruch und dann weiter zur nächsten Chemo. Ach ja, und man rät mir zu heiraten, alles sei so riskant. Sicher ist sicher.

Als mich die Medizin an diesem Tag ausspuckt, ist alles unwirklich. Ich bin innerlich aufgewühlt. Ich wollte kein Baby, aber jetzt ist es da, und ich soll es gleich wieder verlieren. Das geht nicht. Und was soll Martin fühlen? Er weiß, dass ich nie wieder ein Baby bekommen kann. Es ist unsere allerletzte Chance für ein gemeinsames Kind.

Und immer wieder tanzt zwischen meinen Gedanken das Ultraschallbild. Ich sehe diesen winzigen Körper, unser Kind. Und es soll sterben. Ich weiß nichts mehr. Ich brauche Hilfe.

*

»Habe ich eine Wahl?«, frage ich am nächsten Tag Dr. Sopov. Ich sitze ihm in seinem Sprechzimmer gegenüber, und er muss erst einmal durchatmen, als ich ihm diese Frage stelle.

Er steht auf, sieht aus dem Fenster, dann wieder zu mir.

»Medizinisch ist das ganz schwer zu beantworten«, sagt er jetzt ernst. »Es gibt kaum Erfahrungen zu dieser Thematik. Ein Fötus, der in dem Stadium einer Chemo ausgesetzt ist, ja, da gibt es kaum Untersuchungen. Niemand weiß genau, wie sich das auswirkt.«

»Kann man sagen, wie die Behinderung aussehen wird?«, frage ich ihn.

Er schüttelt den Kopf.

»Aber mindestens ebenso unsicher ist es, wie es sich auf Ihre Genesung auswirkt, wenn Sie das Baby behalten. Man muss die Chemo ändern. Die Schwangerschaft beeinflusst Ihren Hormonstatus. Aber Sie brauchen eine optimale Behandlung. Es ist alles schwer einzuschätzen. Mit einer Abtreibung gehen wir den sichersten Weg für Sie.«

»Wie würde das denn ablaufen?«, will ich wissen.

»Sie bekommen eine Tablette und werden das Baby verlieren. Das ist in dem Stadium rein körperlich nicht sehr belastend für Sie. Danach können Sie die Behandlung wie abgesprochen fortsetzen.«

»Aber ich weiß nicht, ob ich das Baby nicht will!«

»Frau Remmert, ich weiß nicht, ob das möglich ist.«

»Aber gibt es denn keine Hilfe?«, sehe ich ihn jetzt flehentlich an.

Er sieht wieder aus dem Fenster, hinaus über die Dächer Lippstadts. Dann sieht er mich an. »Okay, lassen Sie mich ein bisschen herumtelefonieren. Geben Sie mir Zeit.«

»Aber genau die habe ich nicht. Ich muss mich doch entscheiden.«

»Kommen Sie übermorgen wieder. Dann weiß ich mehr.«

*

Die zwei folgenden Tage sind für mich, wie sollte es auch anders sein, mehr als belastend. Ich fühle mich nach wie vor noch schlecht. Die nächste Chemotherapie steht in weniger als zwei Wochen an, und in mir wächst ein Leben, das nicht sein darf.

Zu viel? Mit Sicherheit. Und doch spüre ich, dass ich mich innerlich aufrichte. Ich spreche jetzt nicht nur für mich. Ich spreche für zwei Menschen.

»Was möchtest du?«, frage ich Martin und sehe ihn hilfesuchend an. Wir sitzen beim späten Frühstück, das Ultraschallbild liegt neben meiner Kaffeetasse. »Sag doch ganz ehrlich, was du fühlst. Ich möchte, dass du ganz offen sagst, was du am liebsten hättest.«

Martin nippt an seiner Tasse und ringt nach Worten.

»Schatz«, meint er schließlich. »Wenn es so einfach wäre. Natürlich möchte ich das Baby. Es ist mein Kind, und du weißt, wie sehr ich mir Kinder wünsche. Aber ich will noch lieber dich.«

Er greift jetzt über den Tisch nach meiner Hand, streichelt mir mit den Daumen über den Handrücken. »Liebling, die Entscheidung ist eigentlich gefallen. Wenn es nur das geringste Risiko für dich gibt, können wir das Baby nicht behalten. Bevor ich dich verliere, müssen wir das kleine Wesen abtreiben lassen. Das ist hart, ganz furchtbar hart, aber anders geht es nicht.«

»Aber wir wissen nicht, wie riskant es für mich ist«, antworte ich.

»Nein, aber es gibt ein Risiko. Und das will ich nicht eingehen. Du bist die Frau, die ich liebe und mit der ich leben will. Dein Leben geht vor. Das ist meine Antwort.«

Ich nicke und sage ihm nicht, dass ich jetzt nur noch unschlüssiger bin. Aber ich weiß jetzt auch, die Verantwortung liegt bei mir. Niemand kann sie mir abnehmen.

Alina steht plötzlich vor uns. Sie hat zwei Freistunden und lässt ihre Tasche neben dem Küchenstuhl fallen. »Ich mache mir einen Kakao«, meint sie fröhlich und reißt übermütig die Kühlschranktür auf, um sich die Milch herauszunehmen. Sie ist so gut gelaunt, dass sie gar nicht gemerkt hat, in welche ernste Stimmung sie geplatzt ist. Erst als sie sich mit der Tasse zu uns an den Tisch setzt, fällt ihr unsere ungewohnte Einsilbigkeit auf.

»Was ist los?«, fragt sie und sieht uns beide abwechselnd an.

»Nichts, gar nichts, wir sind nur müde!«, lüge ich.

»Müde? Um halb zwölf«, grinst Alina. »Das sieht eher so aus, als hättet ihr über mich gesprochen, und ich bin gerade in einem ungünstigen Moment gekommen.«

»Du meinst, deine Lehrerin könnte uns angerufen haben? Gibt es denn einen Grund?«, versucht Martin vom Thema abzulenken.

»Natürlich nicht«, albert Alina jetzt und klopft sich in Siegerpose auf die Brust. »Ich bin doch eine Superschülerin. Das wisst ihr doch.«

Kaum hat sie den Satz ausgesprochen, starrt sie auf das Bild, das neben meiner Tasse liegt. Bevor ich es wegnehmen kann, hat sie schon zugegriffen und fixiert das Foto. Starr vor Schreck sieht sie zu mir. »Bist du schwanger?«, fragt sie und wirkt völlig überrascht. Als ich einen Moment mit der Antwort zögere, springt Alina schon auf. Sie wirft das Foto zurück auf den Tisch und rast zur Tür. Im Hinausgehen höre ich noch: »Ich hasse euch!« Dann fliegt die Tür ins Schloss, eine Sekunde später die nächste, ihre Zimmertür.

»Dümmer hätte es nicht kommen können«, sagt Martin. »Mensch, das hätten wir ihr doch wirklich anders beibringen müssen.«

Er schließt die Augen, stützt sein Gesicht in beide Hände und schüttelt den Kopf. Dann sieht er mich wieder an. »Liebling, das haben wir gerade verbockt, aber richtig.«

»Ja, sie ist, wie wir ja auch, gerade besonders empfindlich. Und jetzt hat sie sicher auch noch Angst, dass sich bald alles nur noch um das Baby dreht. Ich glaube, sie ist eifersüchtig. Sie hat ja keine Ahnung, dass wir nicht mal wissen, ob wir es bekommen sollen.«

»Soll ich mir ihr reden?«

»Nein, Martin, das ist meine Sache«, sage ich ernst, und als ich aufstehe, um zu Alina zu gehen, höre ich sie schon vom Flur aus bitterlich weinen.

Alina liegt auf ihrem Bett, dreht sich aber sofort mit dem Gesicht zur Wand, als sie mich hereinkommen hört. Sie will nicht mit mir sprechen, sondern weint stattdessen noch lauter. Mein armes Kind! Die Kleine tut mir so leid.

Ich mache jetzt das, was ich immer mache, wenn es zwischen uns mal Unstimmigkeiten gibt: Ich lege mich zu ihr auf das Bett und nehme sie in den Arm. Aber heute steht ihr ganzer Körper unter Spannung, so sehr quält sie das Thema.

Aber ich spreche nichts an, bin ganz still, halte sie nur fest und streichele sie. Sie soll spüren, dass ich sie liebe, und daran kann nichts etwas ändern, auch kein weiteres Kind. Sie ist und bleibt meine Prinzessin. Und genau das sage ich ihr jetzt immer wieder ins Ohr. »Du bist und bleibst meine Prinzessin!« Nach dem fünften Mal ist das Weinen vorbei, und Alina dreht sich zu mir.

»Ich will kein Baby!«, sagt sie und schmiegt sich ganz eng an mich. »Ich will dich nicht teilen. Du bist meine Mutter.«

»Und das bleibe ich auch. Aber Alina, und jetzt muss ich dir etwas ganz Ernstes sagen: Ich weiß gar nicht, ob ich das Baby behalten kann. Du weißt, dass ich noch nicht wieder gesund bin, und deshalb sagen die Ärzte, dass sie nicht wissen, ob es gut für mich ist, und darum habe ich dir noch nicht davon erzählt. Ich weiß es übrigens auch erst seit gestern.«

Alina sieht mich jetzt an. »Und wann weißt du, ob du das Kind behalten kannst?«

»Ich glaube, schon bald. In zwei Tagen gehe ich zum Arzt, und dann wird das entschieden.«

»Kann ich bitte mitkommen?«

»Ja klar, wenn du möchtest!«

»Ich möchte, dass ich weiß, was mit dir passiert!«

»Ja, das sollst du. Ich lüge dich nicht an, aber manchmal ist es nicht gut, mit jeder Neuigkeit gleich herauszuplatzen.«

»Das ist nicht ›jede Neuigkeit‹«, korrigiert mich Alina. »Das ist etwas Entscheidendes für unser Leben.«

Sie hat so recht.

»Mama, weiß du, eigentlich wäre ja ein kleines Baby auch schön. Du kennst doch Jana aus meiner Klasse. Die hat auch ein Geschwisterchen bekommen. Es ist ein Mädchen, und sie spielt immer ganz viel mit der Kleinen. Einmal hatte sie sie sogar im Kinderwagen mit in einer Freistunde. Die ist zum Knuddeln, total süß, mit ganz großen Kulleraugen.«

Alina hat sich jetzt im Bett aufgerichtet. Sie sitzt im Schneidersitz neben mir und plaudert fröhlich über ihre Mitschülerin und das Baby. Sie hat sich gefangen. Ich bin erleichtert. Alina, mein kleines großes Mädchen, geht in die sechste Klasse, das darf ich nicht vergessen, sie ist noch ein Kind.

Ich liege noch lange bei ihr, höre ihr zu und beobachte sie. Sie ist ein starkes Mädchen, und sie braucht ihre Mutter. Martin hat recht, ich darf kein Risiko eingehen. Hoffentlich hat Dr. Sopov eine Lösung, dass ich nicht mein Leben gegen das meines Kindes aufrechnen muss. Das ist unmenschlich grausam.

»Yvonne, dein Vater ist am Telefon!«

Martin hat an die Tür geklopft und reicht mir jetzt mein Handy ins Zimmer. Ich hatte es in der Küche liegen gelassen.

»Papa, schön, dass du dich meldest«, sage ich, werfe Alina noch eine Kusshand zu und gehe ins Wohnzimmer. Ich möchte in Ruhe mit meinem Vater sprechen. Doch er will gar nicht lange reden. Er will nur schnell loswerden, was er denkt. So ist er immer. Papa redet nie lange um den heißen Brei herum. Er sagt, was Sache ist, zackig, unkompliziert, allerdings auch schonungslos.

»Hör zu, Yvonne, es geht um dich. Du hast einen schweren Kampf vor dir, darauf musst du dich konzentrieren und auf nichts anderes. Ich weiß alles von Martin. Aber du musst wissen, dass es um dich geht. Hörst du?«

Seine Stimme klingt aufgeregt, er ist unruhig. Wenn mein Vater so spricht, lastet etwas auf ihm. Ich kenne ihn gut.

»Papa, ich weiß, was du mir sagen willst. Aber das Baby hat doch auch ein Recht, zu leben?«

»Ja, aber es hat kein Recht, dir zu schaden. Und an deinem Leben hängt so viel. Das musst du auch in die Waagschale werfen. Du hast ein Kind und« – Papa schluckt jetzt – »auch mich.«

Ich bin froh, dass er mit mir spricht. Es prasselt so viel auf mich ein, und ich weiß nicht mehr, was ich denken soll. Was ich fühle, ist klar: Liebe und Angst. Keine gute Mischung. Aber ich weiß nicht, wie ich mich entscheiden soll.

»Ich komme morgen früh vorbei«, sagt Papa zum Abschied. Ich freue mich auf ihn, aber ich weiß auch, dass er mich beeinflussen will. Und das wollen viele.

Besonders heftig reagiert Sabine. Sie steht schon mittags vor der Tür und ist ziemlich grob: »Du hast einen Schlag«, knallt sie mir um die Ohren. »Es ist egoistisch, nur an sich und seinen Mutterrausch zu denken. Du hast noch andere, für die du verantwortlich bist. Also – langsam reicht es mir mit dir.«

Klar bin ich etwas geschockt, aber sie darf so mit mir sprechen. Ich weiß, dass sie all das aus Liebe sagt.

Sara und Ines rufen noch an.

Auch sie wollen mich schützen. »Es gibt Situationen, in denen einer Frau das Austragen des Babys nicht zuzumuten ist. Und bei dir ist das jetzt so!« Ja, ja, ja, sie haben alle recht. Ich verstehe auch, dass sie das sagen. In meinem Ohr hallen auch noch Sätze wie: »Mein Bauch gehört mir!« – und Aussagen wie: »Der Embryo ist nur ein Zellklumpen!« Aber das stimmt doch alles nicht. In meinem Bauch lebt ein einmaliger, eigenständiger Mensch, eine einzigartige Person, an der sich nichts mehr ändert: die Haar- und Augenfarbe, Körpergröße, Begabungen, Charakter, das Aussehen. Alles ist schon festgelegt. So einen Menschen hat es nie gegeben und wird es nicht mehr geben. Er ist einzigartig. Im Ultraschall kann man das sehen. Da ist kein Zellklumpen, sondern ein Menschlein mit Kopf, Armen, Füßchen.

Und er gehört niemandem. Bei mir ist er nur vorübergehend. Er ist jetzt da, wo er geschützt sein sollte, wie niemals wieder in seinem Leben. Es ist meine Aufgabe, ihm Sicherheit zu geben. Ich. Nur ich habe die Verantwortung dafür. Es ist meine Aufgabe als Mutter, mein Kind zu schützen. Es kann doch nicht sein, dass ich mein Baby umbringe, weil ich krank bin.

»Du sollst nicht töten«, sagt die Kirche. Ich bin keine praktizierende Christin, und ich weiß auch nicht, ob ich gläubig bin. Nach meiner zuletzt gemachten Erfahrung bin ich noch zweifelnder geworden. Warum tut Gott mir das an? Natürlich frage ich mich das. Aber vielleicht hat er ein übergeordnetes Ziel für mich. Vielleicht ist es sogar dieses Kind, das in mir wächst. Vielleicht hat er Großes mit ihm vor. Ich kann keine göttlichen Entscheidungen verstehen. Aber ich verstehe, dass ich nicht töten soll ... und am wenigsten das Leben, das in mir wächst und mir anvertraut ist.

Am meisten habe ich Angst, das Falsche zu tun.

»Es geht um Ihr Leben«, hat man mir in der Klinik gesagt. Das stimmt. Nur ich kann entscheiden, was mit mir und meinem Baby passiert. Aber ich weiß es nicht, wie ich mich entscheiden soll. Ist mein Leben wertvoller als das meines Kindes? Kann man ein Leben gegen ein anderes abwägen? Und was ist mit der Behinderung? Ist ein Lebewesen, das anders ist, nicht in allen Punkten der derzeit geltenden Norm entspricht, weniger wert? Ich habe so viele Fragen.

Am 9. Mai 2015 bin ich noch einmal in der Klinik.

»Es gibt keine Wahl«, sagt mir der behandelnde Arzt, und die Schwester gibt mir die Pille, die alle Fragen beendet: die Abtreibungspille.

Vielleicht ist es wirklich das Beste. Ich habe Alina, sie braucht mich. Ich darf kein Risiko eingehen, und ich will leben.

Mit der schicksalhaften Tablette in der Tasche gehen Martin und ich an diesem Tag nach Hause. Wir sprechen nicht viel. Es ist alles gesagt.

Als ich am Abend im Bett liege, weiß ich, dass ich mir keinen Vorwurf machen muss, wenn ich die Pille nehme. Es geht um mein Leben. Ich muss es tun. Es sind nur noch Minuten, und meine qualvolle Unsicherheit ist vorbei. Ich bin froh, dass die Zeit jetzt ein Ende hat, eine Entscheidung gefällt ist. Ich kann nicht mehr denken. Ich bin müde und will mich wieder auf meinen Kampf konzentrieren. Es reicht.

Martin legt sich zu mir, und ich kuschele mich an ihn.

»Bist du auch froh, dass es vorbei ist?«, frage ich ihn.

»Ich bin froh, wenn du bald wieder gesund wirst und wir uns auf ein wunderbares Leben freuen können«, sagt Martin.

»Ich liebe dich«, sage ich leise und drehe mich um, nehme das Glas Wasser.

Die schneeweiße Pille liegt auf dem Glastisch. Sie wirkt so unschuldig und rein. Dabei enthält sie ein Monster, ein Chemiepaket, das tötet. Beeindruckend, wie unscheinbar eine Todespille sein kann. Da nichts darauf steht, könnte es auch eine Vitaminpille sein. Wenn ich fest daran glaube, kann ich sie sorglos schlucken. Ich greife mit der anderen Hand nach dieser Vitaminpille, aber bekomme die Hand nicht weit genug gestreckt. Das Ultraschallbild, da tanzt es wieder in meinem Kopf. Ich sehe mich mit Alina am Ostseestrand. Ein hübsches kleines Mädchen mit damals noch lockigen Haaren und kleinen pummeligen Beinchen. Ob mein Baby auch einmal so aussehen würde? Mit meinen Locken und Alinas Lachen?

Sorry, mein Kind, ich habe keine Wahl. Ich kann es nicht zulassen, dass du Sonne und Licht sehen wirst, dass du Freude empfinden kannst, juchzend strampeln und irgendwann vielleicht einmal Fußball spielen wirst. Ich lasse nicht zu, dass sich deine kleinen Ärmchen um meinen Kopf schlängeln und du dein Gesicht an mich drücken wirst. Ich lasse nicht zu, dass du irgendwann »Mama« zu mir sagen kannst. Ich bringe dich jetzt um!

Meine Hand zuckt zurück.

»Alles gut?«, höre ich Martin fragen.

Aber was ist, wenn mich dieses kleine Wesen in mir das Leben kostet? Ist das gerecht, wenn ich gehe, damit es bleiben kann?

»Die Frage stellt sich nicht«, murmele ich kaum hörbar.

»Was stellt sich nicht? Welche Frage? Schatz, was ist los?« Martin ist aus dem Bett gesprungen und kniet jetzt an meiner Bettseite.

»Schatz, sprich doch! Was ist los?«

»Ich kann nicht, Martin. Ich kann nicht. Ich kann dieses verdammte Ding nicht schlucken«, schluchze ich, und jetzt entlädt sich meine ganze Anspannung der letzten Tag in einem Weinkrampf.

Immer wieder schluchze ich dieselben drei Wörter: »Ich

kann nicht!« Und plötzlich begreife ich, was los ist. Die quälenden Stunden der Ungewissheit, sie waren ganz überflüssig. Ich dachte, ich muss mich entscheiden. Aber das muss ich gar nicht. Weil es nicht geht. Ich kann dieses wachsende Leben in mir nicht töten. Und als ich das wieder und wieder denke, spüre ich, wie dieser Gedanke mir auch Kraft gibt. Ich weiß endlich, wohin mein Weg geht, ich gewinne in diesen Sekunden endlich wieder Haltung, ja, und sogar Stärke. Die Unsicherheit und die Angst, sie schwinden angesichts des kleinen Wesens in mir, das mich braucht.

Martin hat sich zu mir auf die Bettseite gelegt, hält mich im Arm und weint. Ich weine nicht mehr. Ich bin ganz still. Still und dankbar. Wir bekommen ein Kind. Es ist jetzt sicher. Unsicher ist nur, ob es mit seiner Mutter aufwachsen wird und ob es die Chance bekommt, ein ganz normales Leben zu führen. Aber ich werde mit der Kraft einer liebenden Mutter dafür kämpfen.

Kapitel 8

»Wir können dafür nicht die Verantwortung übernehmen!«

Es ist der 11. Mai 2015, und ich habe gerade in der Klinik dem behandelnden Arzt mitgeteilt, dass ich die Tablette nicht genommen habe, weil ich das Baby behalten werde.

»Was heißt das?«, fragt Martin ungläubig. »Finden Sie das zu riskant?«

Der Arzt hinter dem Schreibtisch nickt. »Das Baby zu behalten gefährdet das Leben Ihrer Frau. Das können wir nicht unterstützen. Ich appelliere an Sie, Frau Remmert, Ihre Entscheidung zu überdenken.«

Martin sieht mich jetzt fragend an.

Ich schüttele sofort den Kopf.

»Das war keine Entscheidung«, sage ich trotzig. »Ich kann das nicht. Ich behalte mein Kind, das ist ganz sicher.« Ich atme tief durch. »Dann suche ich mir eine Klinik, in der das möglich ist!«

Ich wundere mich, wie fest und bestimmt meine Stimme klingt. Und ich fühle mich wohl, als ich den Satz ausgesprochen habe.

Ich stehe auf und bin mir sicherer denn je. Ich gehe wie auf Wolken. Es ist die Liebe zu meinem ungeborenen Kind, die mich stark sein lässt und mich ab jetzt durch jede Situation tragen wird. Ich bin glücklich, weil ich dieses Leben und diese Liebe in mir spüre. Dieses Kind, unser Kind, ist jedes Risiko wert. Es soll leben, unbedingt. Und ich werde es auch, weil Mutter und Kind eine untrennbare Einheit sind.

Keine 30 Minuten später sitze ich bei Dr. Sopov in der Praxis. Ich vertraue ihm. Er hat mich um zwei Tage Zeit gebeten. Er wird etwas für mich erreicht haben.

»Ich habe mich im Klinikum abgemeldet. Sie wollen dort nicht die Verantwortung übernehmen. Aber ich weiß, dass Sie mir helfen werden.«

Dr. Sopov sieht mich an. Er atmet jetzt tief durch. Meine entschlossene Haltung hat ihn sichtlich beeindruckt, aber vermutlich auch besorgt.

»Das hoffe ich sehr«, sagt er. »Zumindest habe ich alles versucht, um Ihnen etwas sagen zu können.«

Und was ich dann erfahre, bestätigt mich in meinem Entschluss. Dr. Sopov hat ja früher in der Onkologie in Bayreuth gearbeitet und noch gute Kontakte dorthin. Man hat ihm empfohlen, sich mit einer international anerkannten Professorin zu besprechen, die auf Brustkrebs in der Schwangerschaft spezialisiert ist. Mit ihr hat er sich ausgetauscht und – das ist die fantastische Nachricht – sie befürwortet meine Behandlung als schwangere Krebspatientin. Er hat auch bereits ein großes Klinikum in meiner Nähe mit ins Boot geholt. Dort ist man bereit, mich zu behandeln. Dr. Sopov wird das Ganze als mein zuständiger Hausarzt begleiten. Es klingt komisch, aber trotz meiner existenziell bedrohlichen Situation empfinde ich Glück. Ich bin so happy wie selten in meinem Leben. Strahlend streiche ich mir über den Bauch, immer wieder, und murmele: »Alles wird gut, mein kleiner Schatz. Du packst das. Ich passe auf dich auf!«

Aber Dr. Sopov spricht auch Klartext. Er will, dass ich das volle Risiko kenne. Demnach sind sich die Fachleute einig, dass eine Chemotherapie auch in der Schwangerschaft ohne übermäßige Risiken für das Kind möglich ist. Allerdings mit einer Ausnahme: Man wartet die vollendete 13. Schwangerschaftswoche ab. Was davor mit dem Baby passiert, weiß niemand. Es gibt kein Zahlenmaterial.

»Was heißt das für mich?«, frage ich nach.

»Dass es niemand weiß. Bei der ersten Chemo war ihr Baby in der neunten Woche. Niemand kann sagen, was diese Behandlung für Auswirkungen gehabt hat, und ob und wenn ja, zu welchen Fehlbildungen es kommen kann. Ist Ihnen das bewusst?«, fragt er jetzt mit eindringlichem Blick.

Ich erwidere seinen Blick mindestens genauso eindringlich.

»Ich möchte mein Kind, auch wenn es eventuell behindert sein wird.« Ich sehe jetzt Martin fragend an. Er nickt.

»Und Sie wissen, dass Sie durch die weitere auf das Baby abgestimmte Behandlung nicht optimal versorgt sein werden?«, führt Dr. Sopov sein ernstes Gespräch fort. »Haben Sie verstanden? Sie können unter anderem kein Herceptin bekommen, das das Krebswachstum einschränkt. Sie gehen ein persönliches Risiko ein. Sind Sie dazu wirklich bereit?«

Martin nimmt meine Hand. Ich drücke sie fest. Dann sage ich laut und deutlich »Ja« und: »Ich übernehme die volle Verantwortung für mich und mein Kind.«

Dr. Sopov lehnt sich zurück. Einen Moment lang ist es ganz still.

»Gut, dann legen wir los«, meint er dann. »Ziel ist, die jeweils beste Lösung für Mutter und Kind zu finden, nach dem Grundsatz ›So viel wie nötig, aber so wenig wie möglich‹.«

*

Ich fühle mich sehr gut aufgehoben in der neuen Klinik. Die behandelnde Ärztin ist fürsorglich und macht mir Mut. Am 8. Juni 2015 bekomme ich die zweite von insgesamt 17 Chemos, aber die erste ohne das wichtige Herceptin. Die Dosierung ist mit Rücksicht auf mein Kind umgestellt, aber der Ablauf ist derselbe. Doch dieses Mal gehe ich ganz anders damit um. Ich sehe die Chemo nicht mehr als meinen Feind, als Gift, das in meinen Körper tröpfelt und das kranke, aber auch das gesunde Gewebe zerstört. Ich sehe die Chemo als meinen Freund. Das Tropf-tropf-Tropf ist dazu da, dass mein Baby in meinem angegriffenen Körper überleben kann und so gesund wie nur irgend möglich auf die Welt kommt.

Ich liege wieder in einem dieser Behandlungsstühle, auch hier ist alles im Raum lebensfroh gestaltet, nur dass die Gesichter der leidenden Frauen um mich herum nicht dazu passen wollen. Dieses Mal sind neben mir noch sieben weitere Patientinnen da. Aber dieses Mal bin ich eine, die lächeln kann. Ich habe nicht nur den Wunsch, mein Leben zu retten, ich habe auch die Verantwortung dafür, ein anderes Leben zu retten. Ich habe keine Angst davor. Ich weiß, dass meine Kraft für zwei reicht. Und so ist diese zweite Chemo so ganz anders als die erste. Ich bin wieder nachdenklich, aber ich drehe mich nicht um mich. Ich drehe mich um das Leben, das in mir wächst. Und dafür bin ich auch bereit zu leiden.

Wie sehr, das ahne ich da allerdings noch nicht. Was ich nicht berücksichtige: Ich darf ab jetzt keine Medikamente gegen meine Beschwerden einnehmen. Jede weitere Chemie würde der Entwicklung des winzigen Baby-Organismus noch mehr schaden, und darauf wollen die Ärzte verzichten. Was das für mich heißt, verstehe ich in der kommenden Nacht und in den vielen weiteren: Eigentlich geht gar nichts mehr. In meinem Kopf hämmern immer die Sätze »Reiß dich zusammen« und »Stell dich nicht so an«. Ich habe mir vorgenommen, der Krankheit mutig entgegenzutreten und einfach so weiterzumachen wie bisher. Aber in meinem Kopf kann sich alles Mögliche abspielen, mein Körper macht einfach nicht mit. Eigentlich kann ich nur liegen, so wie schon beim ersten Mal, und die Zeit verdösen. Aber dieses Mal kommen zur Schwäche die Schmerzen, schlimme Schmerzen. Besonders leide ich unter der entzündeten Mundschleimhaut. Mein Gaumen ist feuerrot, und es brennt fürchterlich, wenn ich versuche, etwas zu essen. Ich kann nur lauwarmen Tee oder etwas Haferschleim ertragen, und da meine Geschmacksnerven sowieso nicht mehr funktionieren, ist es auch gleich, was ich mir hinunterzwinge.

Aber ich habe oft starken Hunger, mein Magen knurrt, und ich möchte nichts lieber als etwas Leckeres essen. Doch wenn mir Martin dann etwas kocht, kann ich es nicht im Mund behalten, weil es so furchtbar schmerzt, und ich bin richtig traurig darüber, dass er sich so große Mühe gibt und ich ihn jedes Mal enttäuschen muss.

*

»Du nimmst bestimmt auch Spargel, den liebst du doch so«, meint Papa und reicht mir die Speisekarte.

»Oh ja, darauf freue ich mich riesig!«, entgegne ich ihm.

»Dann lassen wir es uns heute richtig schmecken«, sagt Papa zum Kellner und bestellt üppig wie immer: »Also viermal Spargel bitte! Mit allen Beilagen. Und dazu für uns Erwachsene einen trockenen Weißwein, für die Kleine einen Saft.«

Er klappt die Karte zu und lehnt sich zufrieden zurück.

Es ist eine Woche nach der ersten Chemo ohne entzündungshemmende und schmerzlindernde Beigaben, und Papa hat Martin, Alina und mich zum Spargelessen in ein richtig schönes Restaurant eingeladen. Das macht er gern, und wir freuen uns jedes Mal riesig. Heute Abend ist es besonders schön für mich. Ich bin froh, endlich mal wieder herauszukommen, und ich freue mich, mal wieder in einem anderen Ambiente zu essen.

Wie naiv ich bin, merke ich eine halbe Stunde später. Der duftende Spargel steht vor mir, nur in ein bisschen Butter geschwenkt. Eigentlich ist das Schonkost. Aber was Papa gut gemeint hat, endet im Debakel.

Denn als ich mir ein kleines Stückchen von dem Gemüse in den Mund stecke, treibt mir der Schmerz die Tränen in die Augen. Ich möchte meiner Familie nicht das Essen vermiesen und versuche, mir die Qualen nicht anmerken zu lassen. Martin sieht zuerst, dass mir dicke Tränen über die Wangen laufen. Er nimmt mich in den Arm, und Papa meint dann traurig, dass es wohl keine gute Idee mit der Einladung gewesen sei. Und ich? Ich bin richtig verzweifelt. Es geht dabei nicht um den Spargel, den ich so gern genießen würde.

Es ist die ganze Belastung der vergangenen Wochen, die jetzt wie eine Welle über meinem Kopf zusammenschlägt. Heute ist alles zu viel. Das Lokal ist gut besucht mit gut gelaunten Menschen, und nur ich sitze hier und kann weder die gute Stimmung noch das gute Essen wirklich wertschätzen. Ich kann nichts mehr außer liegen. Ich kann nicht einmal allein auf die Toilette gehen. Ich bin ein menschliches Wrack, und die Kraft, die ich noch vor wenigen Tagen verspürt hatte, ist gerade nicht mehr da. Ich bin krank, das ist schon schlimm genug, aber jetzt kommen noch die Nebenwirkungen der Chemo hinzu, und ich kann sie nicht immer einfach aushalten. Die Schmerzen, die Müdigkeit, die Schwäche, alles prallt unabgefedert auf mich ein.

»Schaffe ich das?«, frage ich im Flur des Restaurants, als ich mit Martin kurz herausgegangen bin, um die anderen nicht noch mehr zu stören.

»Ja, weil du eine starke Frau bist und weil du weißt, wofür du leidest: für unser Baby.«

Unser Baby! Ich lächele jetzt. Ja, das ist genug Grund, etwas auszuhalten. Ich werde mich, ich werde uns nicht aufgeben. Ich werde das alles hier aushalten für diesen kleinen Menschen, der in meinem Bauch wächst. Ich lächele weiter.

»Ob es ein Junge oder Mädchen wird? Was meinst du?«

Martin nimmt mich in den Arm. »Egal, wir lieben das Kind so, wie es ist.«

Ich atme tief durch, und für einen Moment schwächen sich die Schmerzen ab.

»Komm, lass uns zurückgehen. Ich will jetzt nicht mehr an das denken, was wehtut, sondern an mein Kind. Dann wird es schon gehen.«

Ein gutes Vorhaben, und dann nach einer Woche lassen die schlimmen Beschwerden etwas nach. Langsam geht das fürchterliche Brennen in meiner Mundhöhle zurück, und genauso langsam baut sich die Schleimhaut allmählich wieder auf. Ich kann wieder etwas im Mund haben, ohne vor Schmerzen schreien zu wollen, und ich kann schlucken, ohne das Gefühl zu haben, es zerreißt mich innerlich.

In drei Wochen beginnt die nächste Behandlung. Es bleiben mir ein paar Tage für Normalität, zumindest den Hauch davon.

*

»Oh Papa, das ist einfach traumhaft am Meer. Du ahnst gar nicht, wie sehr ich mich freue, hier zu sein.« Es ist der 25. Juni 2015, und ich bin tatsächlich in Grömitz, meinem Lieblingsort an der Ostsee. Wir übernachten aber nicht in einer kleinen Pension wie bisher, sondern in einem superschicken Hotel an der Strandpromenade. Papa hat uns spontan eingeladen, und jetzt sitzen wir hier zu viert auf der Terrasse und lassen uns bei einem traumhaften Frühstücksbuffet von der Sonne verwöhnen.

Das Glück verdanke ich einer Chemopause. Die Ärztin im Klinikum muss mir die Resignation nach den vielen leidvollen Wochen angesehen haben. »Lassen Sie die Chemo in der kommenden Woche ausfallen und genießen Sie einfach mal den Frühling«, hat sie gemeint, und ich hätte sie vor Freude umarmen können. Als mich mein Papa wenig später im Auto anrief, habe ich ihm sofort davon erzählt. Ich war kaum zu Hause, als mein Handy erneut einen Anruf von Papa anzeigte.

»Wir genießen den Frühling am Meer. Donnerstag früh geht es los«, hat er gesagt. »Linda freut sich auch schon.«

Da Alina noch Schule hat, habe ich Torsten gefragt, ob er sich um sie kümmern kann, und er hat sich sogar riesig gefreut, sie mal wieder »ganz für sich« zu haben.

Und ich konnte mein Glück gar nicht fassen. Vier Tage am Meer, das war für mich wie ein Hauptgewinn.

Papa hat uns zwei Strandkörbe gemietet, und so können wir die Zeit am Strand komfortabel genießen. Papa schmökert gern, raucht seine Zigarette und sieht auf das Wasser. Linda liebt es, zu schwimmen, und ich laufe einfach gern am Strand entlang. Solange ich mich fit fühle, spaziere ich mit den Füßen im Wasser durch den Sand, atme die frische Luft ein und habe das Gefühl, mit jedem Atemzug etwas für mein Überleben und die Gesundheit meines Kindes zu tun. Abends zelebrieren wir das schöne Essen, okay, ich nicht wirklich, denn ich habe ja immer noch diese entzündete Mundschleimhaut, wenn auch nicht mehr so stark wie anfangs. Aber der Koch ist so nett und rührt mir immer einen Teller Schonkost zusammen, der kaum gewürzt ist und deshalb auch nicht so schlimm brennt im Mund. Ich bekomme Kartoffelschnee und Gemüsepüree. Das geht dann. Und außerdem bin ich abends schon um acht Uhr komplett erschöpft. Die Krankheit, die Aufregung, an der See sein zu dürfen, die frische Luft, all das holt mich ganz schnell von den Füßen. Ich gehe dann früh aufs Zimmer, während Martin sich noch mit Papa und Linda ein Glas Wein gönnt. Er braucht das auch mal, diese kleine Auszeit von mir und dem ständigen Kampf. Es tut ihm gut.

Und mir tut die Zeit allein auch gut. Es ist wichtig, mir in dieser neuen Umgebung den Kopf freipusten zu lassen. Beziehungsweise frei ist er nicht, aber es sortieren sich die Gedanken.

So sitze ich an einem Tag bestimmt zwei Stunden auf einem Stein direkt am Strand, sehe dem Gleichklang des Wellenspiels zu, während immer wieder die verrückteste Wolkenformation aufbricht und die Sonnenstrahlen durchlässt. Es ist eine unglaublich schöne Stimmung, und ich kann gar nicht anders, als diese faszinierende Natur zu beobachten. Das Meer, das sich vor mir ausbreitet wie ein riesengroßer Teppich und abwechselnd in mattem Grau oder tiefem Blau erstrahlt. Der Wind, der meine Kopfhaut kitzelt und aus meinem Gesicht den Kummer wegbläst, und dazu kreischen die Möwen ihre Lebensfreude hinaus. Ich will noch ganz viele Jahre auf dieser wunderschönen Erde bleiben, ich will mein Kind sehen, spüren, aufwachsen sehen.

Als ich an diesem Tag zurück ins Hotel gehe, sehe ich am Strand eine Mutter mit ihrem behinderten Kind spielen. Der Junge ist vielleicht vier Jahre alt und hat offensichtlich ein Downsyndrom. Ich beobachte die beiden von der Seebrücke aus und bin ganz gerührt, wie liebevoll die Mama mit ihrem Kind umgeht, aber auch wie glücklich der Kleine wirkt. Er tollt ausgelassen mit einem Windspielzeug am Strand und lacht immer wieder laut auf, weil er sich so wohlfühlt. Später, allein im Hotelzimmer, surfe ich zu dem Thema im Netz und finde eine wunderschöne Parabel von *Emily Pearl Kingsley* mit dem Titel »Willkommen in Holland«, die mir zum Thema Behinderung die Augen öffnet. Als Martin zurückkommt, bin ich ganz in Gedanken versunken.

Er setzt sich zu mir auf das Sofa.

»Na, worüber denkst du gerade nach?«

Ich lächle ihn an und erzähle ihm, was mich so beschäftigt.

»Weißt du, ich habe gerade eine wunderschöne Geschichte gelesen, darin wird das Familiewerden mit einem behinderten Kind wie eine fantastische Reise beschrieben. Also man hat vielleicht geplant, nach Italien zu fliegen, hat sich darauf vorbereitet und freut sich total auf italienisches Essen und viel Sonne. Wenn Venedig das Ziel ist, sieht man sich schon vorher in einer Gondel sitzen und träumen … aber dann landet man plötzlich gar nicht in Italien, sondern in Holland oder so … Das ist erst einmal eine Enttäuschung, weil man ja nicht nach Holland wollte. Italien war das Wunschziel. Aber man ist jetzt nun mal da, und dann entdeckt man nach und nach, wie schön es an der Nordsee ist, der frische Wind, die Luft, es blühen vielleicht auch gerade die Tulpenfelder. Es ist nicht einfach, das Traumziel Italien zu vergessen, und man vergleicht Holland zuerst immer noch damit, aber mit der Zeit und den Erfahrungen merkt man, dass Holland auf seine Art schön ist. Und dann kommt es darauf an, ob man einfach nicht von dem Wunschtraum Italien loslassen kann, dann hat man es vielleicht ein Leben lang schwer, oder ob man den Verlust betrauern und Holland eine Chance geben kann. Und dann wird man es sicher lieben, gerade weil es so ist, wie es ist. So ungefähr ging die Geschichte … Verstehst du?«

Martin sagt nichts, aber er nimmt mich fest in den Arm.

Und so liegen wir auch später an diesem Abend wieder eng zusammengekuschelt auf dem Sofa, sprechen gar nicht viel, sondern hängen dieser wunderbaren Geschichte nach. Wir haben alles verstanden. Die Reise, die wir geplant haben, ist eine Roulette-Reise, ein Blind-Booking. Wir wissen nur, dass wir verreisen. Aber wohin es geht, das wissen wir nicht. Es ist bestimmt eine Abenteuerreise, aber mit Abenteuern können wir umgehen.

Später in dieser Nacht stehe ich noch einmal auf. Ich setze mich an den kleinen Sekretär und nehme ein Blatt Papier und schreibe einen Brief. Der Adressat ist meine ungeborene Tochter. Sie soll wissen, was in diesen Wochen passiert ist, und sie soll wissen, dass sie sich niemals Vorwürfe machen muss, egal was kommt.

*

When you take me in your arms,
you can break me with your heart,
I feel the magic of your charm,
oh, you're tearing me apart …

Es ist wahr geworden, ich bin mit Martin und Alina tatsächlich auf dem Rathaus-Festival. Wochenlang haben wir uns vorgenommen, dorthin zu gehen, aber ich muss ehrlich sagen, ich habe nicht wirklich daran geglaubt. Es ging mir einfach zu schlecht.

Auf der Bühne spielt die Band CC-Smokie, und sie singen gerade den Riesenhit »Midnight Lady«. Seit einer halben Stunde sind wir drei schon unterwegs, und ich sauge alle Eindrücke förmlich auf. Endlich mal etwas anderes erleben als Klinikflure und unsere Wohnung.

Ich habe mich schick gemacht, ein weißes langes Kleid angezogen, das meinen kleinen Babybauch umspielt, dazu bunte Ketten umgelegt. Die Leute sehen mich irritiert an.

Eine Frau mit einer Glatze gibt es hier nicht so oft zu sehen. Es ist das erste Mal seit Langem, dass ich ohne Mütze vor die Tür gehe. Es ist einfach zu heiß. Ich merke genau, dass die Blicke der Umstehenden an mir hängen bleiben, auch wenn sie dann schnell wegsehen, wenn ich sie anschaue. Martin hält mich fest an der Hand. Er gibt mir Sicherheit. Ich weiß, er hält mich, egal was passiert.

Ich lebe! Ich spüre! Etwas anderes als meine Krankheit. Ich gönne mir sogar eine Cola und eine Currywurst. »Sie können alles essen«, hat mir Dr. Sopov gesagt und mir damit einen Freifahrtschein ausgestellt. »Essen Sie, was Ihnen schmeckt!«

Damals habe ich geschmunzelt, gemeint: »Da mir nichts schmeckt, kann ich es auch lassen!«

Aber ich lasse es nicht. Obwohl die Currywurst wirklich kein Genuss ist. Aber ich entsinne mich daran, dass ich sie früher geliebt habe, und so genieße ich ein bisschen die Erinnerung. Es ist auch ein schönes Gefühl, unter Menschen zu sein, die feiern. Die meisten stehen um die Tische herum, die Musik dröhnt, überall Lichter und fröhliches Lachen. All das ist Leben. Und ich will leben.

Martin hat mir einen Stuhl besorgt, und jetzt sitze ich da inmitten der feiernden Menschen, höre die alten Smokie-Hits, allen voran jetzt »Midnight Lady«, und bin wirklich glücklich.

Midnight lady, loves takes time
Midnight lady, it's hard to find
Midnight lady, I call your name
I know you can ease my pain

Beim Refrain schunkele ich mit. Martin steht hinter mir, hat seine beiden Hände auf meinen Schultern liegen, und wir wiegen uns gemeinsam zur Melodie. Alina hat Freundinnen getroffen, und die Mädels stehen eingehakt vor einem Eiswagen und schlecken an einer Waffel. Sie kichern fröhlich. Als Alina bemerkt, dass ich sie beobachte, winkt sie mir vergnügt zu. Ich lächele. Es ist schön, meine Kleine so entspannt zu sehen. Martin streichelt mir jetzt mit seiner Hand über die Wange. Ich sehe zu ihm hoch. Er küsst meine Stirn. Dieser Abend tut uns allen gut, auch wenn er nur kurz ist.

Nach einer Stunde traumhafter Musik von CC-Smokie wird mir doch alles zu viel. Es ist gerade mal halb zehn, und die Stadt füllt sich jetzt erst richtig. Ich würde gern noch bleiben. Schwofen, tanzen, am liebsten bis in den frühen Morgen, so wie ich es früher auch schon gern gemacht habe. Ich feiere gern. Aber mir fehlt die Kraft dazu.

»Yvonne! Wie schön, dich hier zu sehen!« Ich bin gerade aufgestanden, um mit Martin nach Hause zu gehen, als eine ehemalige Nachbarin vor mir steht. Sie ist spürbar verunsichert, weiß nicht so recht, wie sie mir begegnen soll. Das ist mir bei fast allen Menschen aufgefallen, die mir nicht besonders nahestehen und die ich bei meinen wenigen Wegen außerhalb der Wohnung und Arztpraxen getroffen habe. Es irritiert sie, dass ich eine Glatze habe und auch insgesamt verändert aussehe. Dazu kommt, dass Martin ja auch keine Haare mehr hat. Wer uns zusammen so sieht, weiß nicht, was los ist. Dazu kommt die nicht mehr zu übersehende Wölbung unter meinem Kleid. Ich muss fremd aussehen, wecke Fragen. Aber niemand traut sich offenbar, sie mir zu stellen. Heidrun, so heißt die ehemalige Nachbarin, die jetzt mit einem breiten Lächeln vor mir steht, weiß es ganz offensichtlich auch nicht.

Sie ist eine kleine, etwas pummelige Frau in meinem Alter, mit kurzen blonden Haaren, Brille, Jeans und Pulli. Sie sieht mich ein bisschen analysierend an und stellt belanglose Fragen nach meinem Urlaub. Vermutlich aus Unsicherheit und Nervosität. Ich nehme ihr das nicht übel. Es ist noch nicht lange her, da habe ich genauso reagiert, wenn ich jemanden getroffen habe und wusste, dass er krank ist. Nicht darauf eingehen, sich möglichst wegducken, einfach nur ein rasches Hallo und dann so schnell wie möglich heraus aus der unangenehmen Situation, mit der man nicht umgehen kann. Heute weiß ich, dass das nicht richtig ist. Wir Kranken wollen nicht ausgegrenzt und »umgangen« werden. Man kann uns so behandeln wie andere auch, und wir erzählen auch gern, was wir durchmachen müssen und, wenn es ein guter Moment ist, sogar von unseren Ängsten und davon, dass wir nicht mehr so leben können, wie alle anderen es dürfen.

»Ich habe Krebs, Heidrun«, sage ich deshalb auch offen. »Ich habe meine Haare verloren und fühle mich die meiste Zeit nicht gut. Aber heute wollte ich einfach mal raus. Es ist schön, unter Menschen zu sein.«

Für Heidrun ist meine Antwort wie ein kleiner Klaps. Sie fühlt sich in einem unpassenden Moment ertappt. Jetzt steht sie da, und man sieht ihr an, dass sie nicht weiß, wie sie darauf reagieren soll.

»Das tut mir aber leid«, höre ich in der Regel und dann ganz schnell noch: »Dann alles Gute für dich«, und meist folgt dann noch ein: »Kopf hoch«. Danach nehmen meine Gesprächspartner Reißaus. »Ich muss los, und man sieht sich.«

Heidrun spult genau dieses Programm ab. Ich kenne das schon und bin deshalb gut vorbereitet. Martin und ich müssen bei solchen Begegnungen mittlerweile sogar manchmal schmunzeln. Wir werfen uns dann Blicke zu und denken: das alte Lied. Auch jetzt drückt er meine Hand. Er will mir damit sagen: »Jetzt pass mal auf, gleich ist sie weg.«

Und genauso kommt es. Heidrun zwinkert mir noch vertraulich zu, und dann »muss sie los«. Natürlich. Eine Freundin wartet. »Viel Spaß euch noch«, sage ich lächelnd.

Es passt ja auch nicht. Das Thema Krebs und Feiern hat so viel gemein wie Hitze und Schnee.

»Wenn ich ihr jetzt noch gesagt hätte, dass ich schwanger bin, wäre es noch schlimmer geworden«, flüstere ich Martin zu. Der nickt. »Das kann ich aber auch verstehen. Da kommt noch etwas auf uns zu, wenn dein Bauch eindeutig ein Babybauch ist. Die Leute werden dich ansehen, als kämest du vom Mond«, lacht er.

Als wir zu dritt nach Hause gehen, fühle ich mich innerlich aufgepumpt. Gut, ich bin wirklich bettreif, müde, schlapp, ausgelaugt. Aber auch zufrieden. Das Stückchen Normalität, die Ablenkung haben mir sehr gutgetan.

Als ich mich auf das Sofa lege und Martin mir noch einen Tee auf den Couchtisch stellt, nehme ich seine Hand und ziehe ihn zu mir herunter.

»Danke, dass du mir das heute ermöglicht hast«, sage ich leise. »Du nimmst so viel Rücksicht auf mich.«

»Hör auf damit«, hält er sofort dagegen und verdreht spielerisch die Augen. »Ich stelle uns jetzt einen witzigen Film an, und dann machen wir uns einen gemütlichen Fernsehabend.«

Die Musik vom Stadtfest dröhnt von Weitem durch die Fenster. Alina kuschelt sich mit einem Kakao in der Hand neben mich, Martin gönnt sich einen Kräuterlikör. Wir sind eine Familie im Glück, und wenn ich nicht darüber nachdenke, vergesse ich, wie brüchig es ist.

*

»Na, mein süßes kleines Baby. Wie fühlst du dich heute?« Martin liegt neben mir auf dem Sofa und streichelt liebevoll meinen prallen Bauch. »Hier, fühl mal, das muss ein Füßchen sein!«, meint er leise, nimmt meine Hand und schiebt sie auf meiner Bauchdecke ganz langsam hin und her. »Und? Spürst du es?« Ich nicke, und Martin sieht mich gerührt an. »Ist das nicht herrlich, dass man unser Kind schon so deutlich fühlen kann? Seine Füßchen, die Händchen, hier, und das muss das Köpfchen sein.«

Er rutscht mit dem Ohr auf die Stelle, wo er den Kopf vermutet, und beginnt dann leise auf unsere Maus einzureden. »Wir freuen uns auf dich, hörst du! Und du wirst das schönste Leben haben, das du dir vorstellen kannst. Hier sind zwei Menschen, die nur darauf warten, für dich da sein zu können. Wir lieben dich, so wie du bist.«

Ich schließe die Augen und würde jetzt am liebsten die Zeit anhalten. Wir drei sind uns so nah. Obwohl das kleine Würmchen noch gar nicht auf der Welt ist, sind wir bereits eine untrennbare Einheit.

Martin ist jetzt ganz still. Ich weiß, er denkt und fühlt das Gleiche wie ich. Ich nehme seine Hand, drücke sie sanft. Er küsst gerührt meinen Bauch und damit auch unser Kind.

Seine intensive Vorfreude mitzuerleben ist so ergreifend und erfüllt mich mit tiefem Glück.

Ich kann gar nicht zählen, wie oft er meinen Bauch und damit das Baby streichelt. Er singt unserer Maus auch etwas vor, erzählt ihr Kindergeschichten und plant ständig, was er alles mit ihr unternehmen möchte. »Wir werden ans Meer fahren und in den Tierpark, und wir werden einen Garten haben, in dem ich ihr ein eigenes kleines Klettergerüst zusammenbaue«, sprudelt es auch jetzt wieder aus ihm heraus, und ich muss schmunzeln, weil er schon Pläne für die nächsten Jahre macht. »Eins steht fest: Langeweile wird unser Kind bestimmt nicht haben. Aber du musst nicht bis zur Einschulung planen.«

Martin strahlt mich jetzt an. »Doch! Und noch weiter! Ich kaufe auch eine Carrera-Bahn, so eine richtig große mit allem Schnickschnack. Und damit spielen wir dann an den Wochenenden und düsen um die Wette. Ich werde ihr zeigen, wie man richtig Gas gibt.«

»Du bist ein Kindskopf«, necke ich ihn jetzt. »Die Bahn kaufst du doch für dich.«

»Und für mich!« Alina ist gerade nach Hause gekommen und rutscht jetzt zu uns aufs Sofa, und prompt habe ich die nächsten Hände auf meinem Bauch.

»Na, Zwerg, wie geht's dir? Komm, strampel mal!«, sagt Alina und klopft mit zwei Fingern ganz vorsichtig auf die Stelle, wo sie ein Babyfüßchen vermutet.

»Da, sieh mal Martin. Es bewegt sich und ist putzmunter!« Natürlich will Martin jetzt auch fühlen, was unser kleiner Winzling für Turnübungen macht, und ich habe vier Hände auf meinem Bauch, die alle ganz genau wissen wollen, was sich im Inneren abspielt. Es ist einfach nur herrlich!

Ich beobachte die beiden zu gern, wenn sie ihre Hände kichernd über meinen Bauch tanzen lassen und gespannt darauf warten, dass sich irgendwo etwas bewegt. Unsere kleine Maus ist schon jetzt der absolute Mittelpunkt. Alles dreht sich um ein winziges ungeborenes Wesen. Es ist schon verrückt.

Aber ich will diese Zeit genießen. Dieser kleine Wurm schenkt uns so viel Freude. Ich habe allen Grund, dankbar zu sein, dass es ihn gibt. Schon jetzt. Zumal auch Alina längst richtig froh und dankbar ist, dass sie ein Geschwisterkind bekommt. Ihre anfängliche Eifersucht ist echter Freude gewichen. Sie hat sogar schon von ihrem Taschengeld eine kleine Mütze gekauft, supersüß mit winzigen Öhrchen dran, und in ihrem Zimmer hängen neuerdings Babyfotos an der Wand. Auf eines hat sie mit einem schwarzen Stift geschrieben: »Willkommen bei uns!«

Sie ist ein großartiges Mädchen!

Ich freue mich auch schon darauf, mit Alina demnächst die Babysachen einzukaufen. Wenn es mir besser geht, werden wir in die Stadt gehen und alles für eine kleine Baby-Ecke zusammensuchen. Alina wird mächtig Spaß haben, und wir können endlich auch mal wieder einen Mutter-Tochter-Tag unternehmen. Kleine Maus, es ist einfach nur klasse, dass es dich gibt!

*

»Ja, gut machst du das. Dreh dich bitte noch einmal etwas nach links, dann kommt dein Profil besser heraus. Prima. Du machst das wie ein Profi!«

»Sieht das nicht albern aus?«, frage ich unsicher.

Die Fotografin Janina sieht mich über die Kamera hinweg an, lächelt. »Albern? Du siehst klasse aus. Kannst du noch?«

»Nicht wirklich«, murmele ich und atme tief durch. Es ist im August 2015 und brütend heiß. Wir haben unfassbare 32 Grad, und nicht nur ich, sondern jeder ist bei der ungewohnten Hitze »platt«.

Aber die Fotografin und ich hatten uns auf diesen Termin heute geeinigt, und ich weiß, dass eine Absage Janinas Terminkalender völlig durcheinanderbringen würde. Ich mache nicht gern Umstände, schon gar nicht, wenn es sich um ein Geschenk handelt.

»Du hast ein Foto-Shooting gewonnen, und ich gönne es dir von Herzen«, hat meine Freundin Monique mir vor zwei Wochen morgens durch das Telefon zugerufen, und ich habe mich wirklich total gefreut.

Sie hatte davon gelesen, dass Janina auf Facebook ein Foto-Shooting verlost, und mich dafür vorgeschlagen. Ausschlaggebend war die Click-Zahl. Wer die meisten hat, gewinnt. Ich habe damals nicht eine Sekunde daran geglaubt, dass ich die Glückliche sein kann, und deshalb die ganze Aktion nicht weiterverfolgt. Aber dann kam Moniques Anruf, und ich hätte vor Freude Luftsprünge machen können. Ich war ja mittlerweile sichtbar schwanger und fand es gut, diese für mich so wertvolle Zeit in richtig schönen Profi-Bildern festhalten zu können. Aber als ich mit der Fotografin den Termin abgesprochen hatte, ahnte ich nicht, dass es ausgerechnet an einem der heißesten Tage des Jahres stattfinden würde und dass sich die Nebenwirkungen der Behandlung und die Hitze denkbar ungünstig aufeinander auswirken. Ich bekomme jetzt schon wöchentlich eine Chemo, bin entsprechend geschlaucht und durch die Hitze nur ganz wenig belastbar. Aber ich möchte die Fotos, die Erinnerung, für Alina, Martin und nicht zuletzt für mein Baby. Also reiße ich mich zusammen, und es geht.

Zum Glück gibt es auch noch die Visagistin und Stylistin Melanie, die mich zurechtmacht. Ich habe keine Augenbrauen mehr, keine Wimpern, kein Haar am Körper, dazu eine pickelige Haut und rote Flecken.

»Das bekommen wir alles hin«, sagt Melanie aufmunternd, hat aber bei den Temperaturen auch ihre Mühe, dass das Makeup nicht ständig vom Schweiß weggespült wird. Unermüdlich betupft sie mich mit Puder. Ich habe nicht gedacht, dass Models ganz schön ausdauernd sein müssen. Auch wenn sie gesund sind, ist das eine ganz schön anstrengende Prozedur.

Aber jetzt stehe ich hier am Ufer der Lippe unter einem dichten Dach aus grünen Blättern und folge den Anweisungen der Fotografin. Es ist wie bei »Germany's next Topmodel«. Ich bin umringt von einem Profi-Team. Janina, die Fotografin, Stylistin Melanie, die auch jetzt immer noch darauf achtet, dass alles perfekt bleibt, und ein junger Mann, der den beiden Frauen assistiert und kontrolliert, ob das Licht stimmt.

Ich sehe ungewöhnlich aus. Mein Bauch ist kugelrund, und man weiß sofort, dass ich schwanger bin. Eine Zeit lang konnte man ja noch denken, ich hätte mir einen runden Bauch angegessen. Aber jetzt gibt es keine Zweifel mehr. Doch meine Glatze passt nicht dazu. Zudem trage ich heute ein bodenlanges weißes Leinenkleid, so als wäre ich ein Partygast auf einer Beach-Party. Ich mag dieses Weite, Lockere, diesen weichen Stoff, der mich wie eine Schutzhülle umweht.

Und ich mag mich besonders gern in Weiß. Die Farbe gibt mit etwas Leichtes, Zerbrechliches, spiegelt mein Gefühl. Aber das Kleid passt weder in den Wald noch im Moment zu meinem Äußeren. Alles zusammen ist eine skurrile Mischung. Aber ich fühle mich wohl so und lehne jetzt an einem Baumstamm, umfasse mit beiden Händen meinen riesigen Bauch und versuche, möglichst entspannt und gelassen in die Baumwipfel zu sehen.

»Ja, gut, achte noch ein bisschen auf dein Gesicht. Es wirkt etwas verkrampft«, sagt Janina und kommt mit der Kamera in der Hand auf mich zu. Sie zupft noch schnell mein Kleid zurecht, legt meinen linken Arm wie zufällig in Höhe eines Astes und schiebt mit dem Fuß ein Stück zusammengeknülltes Papier zur Seite.

»So, wir machen weiter«, meint sie und geht zurück auf ihre Position.

»Yvonne, versuche, dich jetzt zu konzentrieren. Etwas lockerer in die Kamera sehen. Es geht los!«

Brrrr, brrrrr, brrrrr – die Kamera surrt regelmäßig, und ich denke, Janina hat längst gefühlte tausend Fotos von mir auf dem Chip. Aber sie ist nicht wirklich zufrieden, korrigiert immer wieder meine Position und immer wieder meinen Gesichtsausdruck. Klar macht sie das nett und rücksichtsvoll. Sie weiß ja, dass ich nicht richtig belastbar bin, aber natürlich möchte sie auch gute Fotos demnächst auf Facebook veröffentlichen. Ich reiße mich zusammen, hoffe, dass mein Lächeln nicht gefriert und nicht zu gequält herüberkommt.

Ich rede nicht mit ihr darüber, aber es fällt mir wirklich schwer zu lächeln. Ich habe vor fünf Tagen meine Chemo bekommen, also mit dem heutigen Termin den denkbar besten

Zeitpunkt ausgesucht. Normalerweise geht es mir in dieser Zeit halbwegs gut. Aber heute fühle ich mich hundeelend. Die Hitze macht mir das Atmen so schwer. Ich habe das Gefühl, meine Lungen öffnen sich nicht genug, und damit fehlt mir Sauerstoff. Ich bin schlapp und müde, und mein Kreislauf spielt gar nicht mehr mit.

Manches Mal, wenn ich die Augen schließe, dreht sich alles um mich herum, und ich muss mich schnell anlehnen, um nicht einfach zusammenzuklappen. Deshalb hat mich Janina auch an dem Baum postiert. Er soll mir Halt geben.

Also weiter und lächeln. Wenn nur die verdammte Übelkeit nicht wäre. Aber was soll's. Es lohnt sich nicht, darüber zu grollen. Ich habe es nicht in der Hand, und mir ist schon so viele Monate ständig schlecht, dass ich mich eigentlich daran gewöhnt haben sollte. Aber es gelingt mir nicht.

»Können wir eine kurze Pause machen?«, frage ich Janina und hoffe, dass sie mir deshalb nicht böse ist. Ich weiß ja, dass sie auch ihre Abläufe und für dieses Shooting nur heute Zeit hat. »Zehn Minuten, bitte«, sage ich leise und verspreche ihr: »Dann geht's weiter. Mit hoffentlich entspanntem Gesicht.«

Janine lächelt, legt die Kamera zur Seite. »Komm, trinke erst einmal etwas. Noch maximal eine Stunde, dann hast du es geschafft. Wir machen in Ruhe weiter und alles ohne Stress.«

Ich bin dankbar.

*

»Das ist meine schöne Partnerin! Ich bin so stolz.« Martin strahlt. Die Fotos sind gekommen, und wir sind restlos begeistert. Es ist eine rundherum gelungene Produktion. Bis in den späten Nachmittag hinein habe ich in die Kamera gelächelt und wirklich mein Bestes gegeben. Es hat sich gelohnt. Wir haben die Fotos nicht nur per E-Mail bekommen, sondern von den zehn schönsten auch Abzüge zugeschickt bekommen.

»Unsere Kleine wird sie später mal als Erinnerung bekommen«, sage ich, und dann zeige ich auf ein Bild, das für mich aus allen heraussticht. »Das ist mein Lieblingsfoto, sieh mal, wie das Kleid meinen Bauch umhüllt. Das sieht richtig edel aus«, schwärme ich und zeige es Martin.

»Oh … Und das hier möchte ich!«, ruft Alina und zieht ein anderes aus dem Stapel. »Das hänge ich in mein Zimmer. Sieh mal, wie toll du darauf lächelst. Wie ein Filmstar.«

»Und das hier bekommt dein Vater«, meint Martin und hat sich für ein Foto entschieden, auf dem ich ganz allein in einem von grünen Blättern zugewachsenen Weg stehe. »Es hat etwas Geheimnisvolles.«

»Und für unsere kleine Tochter werden wir diese drei einrahmen«, schlägt Martin weiter vor.

Unsere kleine Tochter. Ja, das stimmt. Wir wissen seit einiger Zeit sicher, dass wir ein Mädchen bekommen. Wir haben uns auch schon auf einen Namen geeinigt. Zoé May wird sie heißen. Zoé kommt aus dem Griechischen und bedeutet »Leben«, May steht für die römische Göttin der Fruchtbarkeit. Oder M für Martin, A für Alina und Y für Yvonne und May für Mai, denn in dem Monat haben wir es erfahren. Es passt also.

Zoé May wird diese Bilder eines Tages sehen und daran denken, wie schwer es für sie war, ins Leben zu finden. Im Moment sieht es allerdings so aus, als würde sie keinen großen Schaden davontragen, zumindest spricht vieles dafür.

»Wenn sie sehr krank sein würde, wäre sie abgegangen. Die Natur regelt das oft von selbst«, hat mir Dr. Sopov gleich zu Beginn der Schwangerschaft gesagt. Damals war ich im dritten Monat. Jetzt bin ich im sechsten, und die Mediziner können viel mehr erkennen. Ich war auch zweimal in Dortmund zur Pränatalmedizin und habe einen speziellen Ultraschall machen lassen. Auch hier war das Ergebnis positiv.

Zoé May macht sich gut in meinem Bauch, und ich glaube fest daran, dass sie meine Bilder eines Tages in gesunden Händen halten wird und sich darüber freuen kann. Zoé May, meine Zoé May, du bist gesund. Ich spüre es.

Aber was ist, wenn ich es nicht mehr werde? Und da ist er wieder, der Gedanke, es nicht schaffen zu können, einfach zu sterben. Was wird mit mir sein? Sehe ich meine Zoé May lachen und weinen, tröste ich sie, wenn sie traurig ist, und werde ich sie in den Kindergarten und zur Schule bringen? Alles Sachen, die Mamas doch machen. Erlebe ich, wenn sie ihr Abschlusszeugnis bekommt, und bin ich dabei, wenn sie zum ersten Mal zur Arbeit geht? Und, und, und. Werde ich ein Teil ihres Lebens sein, oder wird sie von mir nur aus der Erinnerung ihres Vaters wissen?

Mein Puls rast. Die Angst, diese gottverdammte Angst schnürt mir die Kehle ab. Ich will nicht sterben. Nein, ich will bei meinen Kindern sein. Wenn es einen Gott gibt, lässt er doch nicht zu, dass ein Kind ohne seine Mutter aufwächst. Das ist doch von der Natur nicht vorgesehen und einfach nur grausam.

»Was ist los?«, fragt Martin und legt seine Hand auf meinen Arm. »Geht es dir nicht gut?«

Ich schüttele den Kopf, murmele: »Alles gut.«

»Mama? Soll ich dir etwas bringen?«, fragt jetzt auch Alina besorgt.

»Nein, nein, macht euch keine Sorgen. Kommt, lasst uns den Tisch decken. Ich koche uns einen Kaffee und für dich Kakao.« Ich schaffe es, zu lächeln und Alina fröhlich zuzuzwinkern. Ich will nicht sterben. Ich will leben, und ich will positiv denken. Es gibt ein Happy End. Ich weiß es.

»In der Truhe ist noch etwas Eis. Alina, holst du das. Darauf habe ich jetzt richtig Appetit.«

Martin stellt das Radio an. Es läuft ein Twilight-Song. Alina wippt dazu mit dem Kopf, als sie mit dem Eis in der Hand aus der Küche kommt, und Martin summt die Melodie mit.

Kapitel 9

»Das ist doch unverantwortlich. Sie haben schon ein Kind und sollten sich darum kümmern!« Als ich an diesem 23. Oktober 2015 meine Facebookseite öffne, schrecke ich zurück. Eine Dame, die sich nur Ingrid nennt, hat mir geschrieben. Nicht unfreundlich, nein, nur deutlich. Sie findet mein Verhalten »unverantwortlich«, meiner Tochter Alina gegenüber, aber auch der Gesellschaft, die für mein vielleicht behindertes zweites Kind die Verantwortung übernehmen müsste. Sie wünscht mir zum Schluss zwar noch versöhnlich »ganz viel Glück«, betont aber, es sei ihr wichtig, diese Seite der Medaille auch einmal darzustellen.

Ich bin Ingrid nicht böse. Sie hat ein Recht dazu, das zu denken. Vermutlich ist sie auch nicht die Einzige, die so empfindet. Vermutlich bekomme ich noch weitere Zuschriften.

Ich bin nämlich heute in unserer Lokalzeitung, dem »Patrioten«, und zwar ganz groß mit einem riesigen Foto von mir. Mit einem weißen T-Shirt und orangefarbenem Turban lächele ich in die Kamera. Es ist komisch, wenn man sich selbst plötzlich in der Zeitung sieht und seine eigene Geschichte liest. »Du bist ja schon ein richtiger Profi, mein kleines Model«, sagt Martin lachend und fotografiert sofort den Artikel ab, um ihn unserer Familie und einigen Freunden auf das Handy zu schicken. Es dauert auch nur höchstens zehn Minuten, bis das Telefon klingelt.

»Super« und »Ich bin stolz auf dich«, sagen mir unsere Freunde. »Du bist eine richtige Kämpfernatur«, lobt mich Papa, und meine Schwester Sarah meint, dass sich viele »von dir eine Scheibe abschneiden können«.

Klar tut mir so viel Lob gut. Wer würde es nicht genießen, ein bisschen bejubelt zu werden.

Ich weiß gar nicht, warum der Redakteur auf mich zugekommen ist. Ich habe vergessen, ihn danach zu fragen. Aber als er mich vor einigen Tagen anrief und darum bat, meine ungewöhnliche Geschichte erzählen zu dürfen, habe ich nicht spontan »Ja« gesagt, sondern mir Bedenkzeit erbeten. Ich habe dann am Abend Martin gefragt, ob er sich das vorstellen könnte, und er war der Sache sofort zugetan.

»Warum nicht, wir helfen doch vielen anderen damit«, hat er mir gesagt. Wir haben bei diesem Gespräch zusammen auf dem Sofa gesessen, dicht aneinandergekuschelt unter unserer riesengroßen grauen Schaffelldecke, wie wir es abends oft machen. Als ich meinte, dass ich mir unsicher sei, konnte er meine Zweifel mit wenigen Sätzen vertreiben.

»Warum? Du hast doch nichts zu verbergen«, hat Martin gesagt. »Du bist krank und bekommst ein Baby. Das ist etwas Besonderes. Erzähle doch davon. Du hilfst bestimmt anderen Menschen damit, machst ihnen Mut.«

Und so kam es, dass wenig später ein netter Redakteur bei mir im Wohnzimmer saß und ich ihm meine Geschichte erzählt habe.

Heute ist sie im Blatt, und jetzt lese ich Ingrids Post. Ich habe schon geahnt, dass es auch andere Stimmen gibt, die meinen Entschluss nicht tapfer finden, sondern ihn kritisieren. Trotzdem tut das jetzt ein bisschen weh. Aber ich bereue nicht, dass ich Zoé May auf die Welt bringen werde. Ich stehe dazu. Ingrid schreibe ich ein paar Zeilen.

Liebe Ingrid, ich verstehe, dass Sie mein Verhalten so beurteilen. Aber alles ist anders, wenn ein Mensch in einem wächst, wenn man Verantwortung für ein unschuldiges, hilfloses Lebewesen hat. Ich wollte, dass mein Kind lebt. Bitte sehen Sie darin nichts Verwerfliches. Yvonne

Natürlich machen mich solche Äußerungen nachdenklich. Denn noch weiß niemand, was mit unserem Baby ist. Während sich zumindest viele über meinen Mut freuen, bekomme ich plötzlich Angst vor der Gewissheit. Monatelang habe ich versucht, alle Sorgen wegzuschieben, und mich gezwungen, fest daran zu glauben, dass Zoé May gesund auf die Welt kommen wird. Aber jetzt muss ich mich bald der Wahrheit stellen. Ganz klar, sie kann eine Behinderung haben, ach was, sie kann alles Mögliche haben.

»Bereust du es?«, frage ich Martin, als Alina einmal kurz aus dem Zimmer gegangen ist, um natürlich mit ihrer besten Freundin die ganzen Ereignisse noch einmal durchzusprechen. Kaum hat sie die Tür hinter sich zugezogen, höre ich sie schon atemlos erzählen, dass ihre Mutter heute in der Zeitung ist und, und, und …

»Du bist jetzt berühmt«, lese ich gerade. Die Nachricht ist von meiner Kollegin.

»Berühmt, weil ich mein Kind nicht abtreiben lassen wollte?«, schreibe ich sofort zurück.

»Nein, berühmt, weil du zu deiner Überzeugung stehst«, lautet ihre Antwort.

Das stimmt nicht, denke ich und streiche mir etwas abwesend über den Bauch. *Überzeugung kommt vom Kopf. Ich liebe. Das ist etwas anderes.*

Aber es betrifft mich und mein ungeborenes Kind nicht allein.

Die vergangenen Monate sind nicht leicht gewesen. Nicht nur für mich, auch nicht für die anderen, allen voran Martin und Alina. Durfte ich ihnen das alles zumuten?

»Bereust du es?«, frage ich Martin noch einmal und sehe ihn ernst an. Er setzt sich jetzt zu mir auf die Bettkante, sieht mir fest in die Augen. Martin sieht schlecht aus. Ich weiß, er hat zu der familiären Not auch finanzielle Sorgen. Ich bekomme zwar Krankengeld und habe keinen zu großen finanziellen Verlust bisher gehabt, aber die Krankheit an sich kostet auch Geld: die Taxifahrten, einen Eigenanteil an der Chemo. Unser Geld ist schon knapp. Zum Glück hat uns Papa schon ein paar Mal etwas zugesteckt. Aber Papa kann die entstandenen Löcher nicht alle stopfen. Das wollen wir auch gar nicht.

Martin fühlt sich jetzt verantwortlich. Er muss sich um mich und Alina kümmern, und er muss versuchen, finanziell unser Alltagsschiff zu steuern. Er versucht, so viel wie möglich von mir fernzuhalten. Aber natürlich habe ich gemerkt, dass unser Auto nicht mehr lange durchhält. Die letzten Wochen war Martin mehrmals bei Freunden in der Werkstatt und hat versucht, das alte Stück immer wieder flottzumachen. Ich brauche doch den Wagen, weil ich fast täglich zu Ärzten und

Behandlungen fahren muss. Wenn der Wagen ausfällt, fällt auch meine Behandlung aus.

»Liebling«, sage ich leise und streiche ihm über den Arm. »Wir packen das. Jetzt haben wir eine wichtige Hürde bewältigt. Lass uns jetzt durchhalten. Du darfst jetzt nicht zusammenklappen. Schon dich bitte und bleibe lieber ein paar Tage zu Hause. Ich bin ja hier gut aufgehoben.«

Martin schweigt immer noch. Aber er lässt sich nach hinten ins Bett plumpsen und schließt die Augen.

»Weißt du«, sagt er plötzlich in die Stille. »Ich bereue nichts. Nicht, dass ich dich damals in der Disco getroffen habe, nicht, dass wir uns lieben, und schon gar nicht, dass du dieses bestimmt wunderbare Kind bekommst. Nichts bereue ich, und doch ist manchmal einfach alles zu viel.«

Ich kuschele mich jetzt an ihn, höre ihn atmen. Martin ist so jung. Warum muss er so schwer tragen?

»Wir schaffen das! Egal, was mit Zoé May ist, nicht wahr?«, frage ich in die Stille. Aber Martin antwortet nicht. Dafür höre ich ihn leise atmen. Er ist eingeschlafen.

*

»Ich möchte nicht länger warten! Das Risiko für Sie wird zu groß. Die 17 Chemos waren alle so dosiert, dass das Baby nicht gefährdet wird. Aber jetzt sollten wir wieder an Sie denken und mit der dringend nötigen Strahlenbehandlung und der Antikörpertherapie beginnen.«

Ich bin bei meiner Routineuntersuchung in der Praxis von Dr. Sopov. Am 28. September 2015 habe ich meine 17. und letzte Chemo bekommen. Wenn ich meine kleine Maus bis zum Schluss austragen könnte, würde sie um die Weihnachtszeit auf die Welt kommen. Doch es stand von Anfang an fest, dass ich nicht so lange auf die nötige Behandlung verzichten kann. Es ist zu gefährlich für mich und kann mich mein Leben kosten. Denn bei anderen Krebspatienten schließen sich nach der Chemo sofort weitere Behandlungen an, eine Herceptin-Therapie und die Bestrahlung. Ich kann aufgrund meiner Schwangerschaft nichts von beidem bekommen, und das ist riskant. Die Ärzte wägen ab. Natürlich ist es gut für Zoé May, wie für alle anderen Babys auch, möglichst lange im Bauch der Mutter zu sein. Aber für mich ist es gut, möglichst kurz schwanger zu sein, damit meine Behandlung möglichst wirkungsvoll fortgesetzt werden kann. Wenn es nach Dr. Sopov geht, darf ich allerhöchstens noch vier Wochen auf meine lebenserhaltende Therapie warten.

»Wir holen die kleine Zoé May spätestens Ende Oktober«, sagt er jetzt mit Blick auf die Blutergebnisse.

Ich sitze ihm gegenüber und beobachte ihn ganz genau. Was sehe ich in seinen Augen? Macht er sich Sorgen? Ist es ernst? Als Krebskranker interpretiert man immer. Jede Geste, jede Bemerkung wird analysiert. Was will mir der Arzt jetzt damit sagen? Ist es eine Botschaft durch die Blume?

»Ist mein Leben in Gefahr, Herr Doktor?«, frage ich leise und bin mir sicher, dass man die Angst aus meiner Frage heraushört.

»Nein, aber wir müssen ja keine unnötigen Risiken eingehen. Zoé May ist in der 35. Schwangerschaftswoche groß genug, um auf die Welt zu kommen. Wir werden sie Ende des Monats holen.«

Ich bin jetzt furchtbar aufgeregt. Gut, natürlich weiß ich,

dass es irgendwann passieren wird. Aber jetzt rückt es auf einmal ganz nah.

Ich habe Angst. Denn mit Zoé May sieht es zwar gut aus, aber dennoch ist noch alles möglich. Die Behinderungen können unterschiedlich ausgeprägt sein, und – auch das hoffe ich zutiefst – sie kann ein kerngesundes Baby sein. Was auch passiert, sicher ist nur, dass ich mein Baby so liebe, wie es ist, und wenn es behindert ist, werden Martin und – so Gott will – ich auch ihm zu einem schönen Leben verhelfen. Aber gleichgültig, was mit mir wird: Zoé Mays Zukunft ist gesichert.

*

Die kommenden Wochen erscheinen mir endlos.

Gut, ich bin behandlungsfrei, habe also keine regelmäßigen lästigen Fahrten mehr und kann auch mal mit einer Freundin zusammen sein. Ansonsten bin ich viel allein zu Hause.

Martin arbeitet seit dem 1. Oktober bei einer neuen Firma. Davor war es leichter für mich. Er war nach der Insolvenz der Firma in eine Transfergesellschaft gewechselt, bekam einen Teil seines Gehaltes weiter, konnte aber zu Hause sein und hatte Zeit für mich und auch für seinen Vater, dem es leider immer schlechter geht. Er bekommt immer weniger Luft und kann kaum noch das Haus verlassen. Martin besucht ihn fast täglich und hilft ihm, wo immer er kann. Es tut ihm so weh, den Vater leiden zu sehen.

Jetzt muss er wieder jeden Morgen um fünf Uhr in der Frühe los und kann sich in der neuen Firma nicht gleich freinehmen. Ich komme aber ganz gut allein zurecht und genieße auch die Zeit zum Durchatmen. Wenn nur die verdammte Unsicherheit nicht wäre.

Wir wissen nicht, ob alles gut geht, und zur Sorge um Zoé May und mich kommt die Sorge um Martin. Er lebt wie wir alle in einer Ausnahmesituation. Aber niemand kümmert sich um ihn. Er ist immer da, macht immer alles möglich, klagt nie, schimpft nie, streikt nie. Er redet nicht oder diskutiert gar, er ist einfach nur da, für mich, für Alina, für uns alle. Aber langsam kommt er an die Grenze seiner Kraft.

Ich liege wie so oft im Halbschlaf im Bett, male mir in Gedanken aus, wie die Geburt abläuft und unsere Zoé May auf die Welt kommt. Zwischendurch nicke ich immer wieder weg, dann wiederum höre ich Martins ruhigen Atem. Aber jetzt ist es still.

»Wo bist du, Schatz?«, frage ich in die Dunkelheit und greife neben mich auf die Betthälfte und damit ins Leere. Martin? Ich taste nach meinem Handy, mache die Lampe an. Es ist 3.30 Uhr. Martin muss doch erst in zwei Stunden aufstehen. Wo ist er? Unter der Tür erkenne ich das Flurlicht. Oh nein! Er kann doch unmöglich wieder wach sein. Martin braucht seinen Schlaf. Der neue Job ist anstrengend. Ich versuche hochzukommen, fühle mich aber wie immer sehr schlapp und heute sogar noch ein bisschen benommen. Ich weiß nicht, wie lange ich brauche, um halbwegs sicher auf den Beinen zu stehen. Ich streife mir eine Strickjacke über und tapse leise ins Wohnzimmer. Martin sitzt zurückgelehnt auf dem Sofa, mit geschlossenen Augen, vor sich auf dem Wohnzimmertisch ein Glas Wasser und einen klein geschnittenen Apfel. Schläft er?

»Martin, ist alles in Ordnung?«, frage ich vorsichtig.

»Ich kann nicht schlafen. Es tut mir leid, dass ich dich geweckt habe.«

Er streckt mir jetzt den Arm entgegen. »Komm her zu mir, komm, es ist zu kalt. Hier, leg dich unter die Decke.«

Ich setze mich neben ihn und schmiege meinen Kopf an seine Schulter, spüre seinen Arm, der mich liebevoll streichelt.

»Ich möchte so gern wissen, was auf uns zukommt«, sagt er leise. »Die Unwissenheit, die macht mir solche Angst. Was passiert mit dir, was mit unserem Kind? Wie geht es Zoé May? Kann sie lachen, weinen, normal leben? Weißt du, es gibt so viele Fragen, die mir einfach nicht mehr aus dem Kopf gehen. Sie verfolgen mich den ganzen Tag und die ganze Nacht.«

»Ich habe diese Fragen auch, Schatz. Aber uns bleibt nichts anderes übrig, als abzuwarten. Wir haben es bis hierher geschafft. Wir schaffen es auch weiter. Es sind nur noch wenige Tage. Wir sind auf der Zielgeraden. Aber wenn uns die Angst besiegt, haben wir keine Kraft mehr für die Zukunft. Positiv denken ist wichtig für den Heilerfolg. Denk nicht an den Krebs, nur daran, dass alles gut wird.«

Martin antwortet nicht mehr, dafür atmet er ruhig und gleichmäßig. Er ist endlich eingeschlafen, mein armer großer Schatz.

*

»Ich halte das nicht aus. Es zerreißt mich. Ich habe noch nie so furchtbare Schmerzen gehabt.«

Ich liege im Aufwachzimmer und japse nach Luft. Gerade habe ich so laut aufgeschrien, dass eine Schwester aufgeregt in das Zimmer gestürmt ist. Jetzt spritzt sie mir ein Schmerzmittel.

Martin sitzt neben mir. Er hält meine Hand, streichelt mich, aber zum ersten Mal tun mir seine Berührungen nicht gut. Die Schmerzen sind zu stark, und ich weiß nicht, wohin mit mir.

Um 8.15 Uhr am 29. Oktober 2015 ist Zoé May geboren. Ich habe davon nichts mitbekommen. Ich hatte eine Vollnarkose. Aber Martin hat zwei Bilder von Zoé May machen dürfen, und die zeigt er mir jetzt. Sie ist so winzig und dünn und hat ganz lange Beinchen.

»Wie geht es ihr? Ist sie gesund?«, presse ich gequält heraus und habe Mühe, die beiden Sätze zu formulieren.

»Sie sah gut aus. Mir ist nichts aufgefallen. Sie lebt und wirkt gesund«, erzählt Martin, und ich weiß nicht, ob ich ihn richtig verstanden habe, weil ich vor Schmerzen immer wieder laut aufstöhne.

»Was? Sag noch einmal. Ist sie gesund?«, frage ich wieder und krümme mich auf der Liege wie ein Klappmesser, auf und zu, es ist furchtbar. Während der ganzen Chemos hatte ich nicht solche Schmerzen wie jetzt nach dem Kaiserschnitt.

»Zoé May ist auf der Kinderintensivstation. Sie untersuchen sie. Aber jetzt denke an dich. Die Schmerzen müssen aufhören. Ich hole den Arzt.«

»Ja bitte, bitte, hole jemanden. Ich kann nicht mehr. Ich kann wirklich nicht mehr.«

Ich weiß nicht, warum es mir so schlecht geht. Ich bin aus der Narkose aufgewacht und spürte nur diesen grausamen Schmerz, als ob mein ganzer Körper zu zerreißen droht. Hat man mir das falsche Narkosemittel gegeben? So kann es nicht normal sein. Ich brauche Hilfe, sonst werde ich mein Kind nicht einmal sehen können.

Es dauert eine gefühlte Ewigkeit, bis endlich ein Mediziner vor mir steht und eine neue Ampulle anschließt.

»Bitte beeilen Sie sich, bitte. Ich halte das nicht mehr aus«, flehe ich ihn an, und er streichelt mir tröstend über den Arm.

»Das wird Ihnen helfen, Frau Remmert. Es ist alles gut. Gleich bekommen wir auch das Untersuchungsergebnis Ihrer Tochter. Ich komme dann wieder zu Ihnen.«

Ich möchte so gern etwas sagen, bekomme aber keinen Satz heraus.

»Du musst tief einatmen, das hilft«, meint Martin und schiebt mir seinen linken Arm unter den Oberkörper, hebt mich damit an.

»Komm, atme ganz tief ein. Eins, zwei, drei. Und noch einmal. Eins, zwei, drei, und wieder, eins, zwei, drei und noch mal.«

Ich weiß nicht, wie lange wir beide versuchen, mir auf diese Weise die Schmerzen zu nehmen, und ich weiß auch nicht, was mehr hilft, meine verzweifelten Atemübungen oder die Medikamente, jedenfalls fühle ich mich irgendwann etwas besser. Der Schmerz ist nicht weg, aber er ist erträglich. Ich versuche, Ruhe zu finden, aber innerlich bin ich zu aufgewühlt. Noch immer wissen wir nicht, was mit Zoé May ist.

*

»Kommen Sie, ich bringe Sie zu Ihrer Tochter.« Die Krankenschwester steht an meinem Bett im Aufwachzimmer und schiebt mir den Rollstuhl entgegen.

»Ist sie gesund?«, frage ich sie sofort und sehe sie unsicher an.

»Ja, Frau Remmert. Wir haben Ihr Baby wirklich auf den Kopf gestellt. Es ist kerngesund. Ein Wunder. Aber das kleine Wunder können Sie sich gleich ansehen.«

Gesund! Zoé May ist gesund! Das ist der schönste Satz, den ich mir vorstellen kann. Ich spüre, dass mein ganzer Körper plötzlich entspannt. Ich erlebe gerade wirklich ein Wunder.

Die Krankenschwester schiebt mir den Arm unter die Achsel und hievt mich mit Martins Hilfe aus dem Bett.

Als mich die beiden durch die Flure schieben, rast mein Herz. Gleich ist es so weit. Ich sehe mein Baby. Tränen laufen mir über die Wange. Es sind Freudentränen, und alles, wirklich alles hat sich gelohnt, wenn mein Kind gesund ist. Was sind Schmerzen für dieses Geschenk.

Noch zwei, noch drei, noch vier Glastüren öffnen sich vor mir. Ich bekomme einen grünen Kittel angezogen, Handschuhe. Alles muss steril sein. Und dann öffnet sich noch eine Tür, und ich stehe vor dem Brutkasten, endlich. Ich kann die Tage und Nächte nicht zählen, in denen ich auf diesen Moment gewartet habe. Ich habe immer versucht, mir mein Kind vorzustellen, das kleine Köpfchen, die Augen, die zierliche Nase, das Kinn. Tagsüber, wenn ich meine Chemo bekam, habe ich mir über den wachsenden Bauch gestreichelt und mit meinem winzigen Kind gesprochen und mir ausgemalt, wie es einmal aussehen wird. Und jetzt liegt es da, und es ist noch viel schöner als in all meinen Vorstellungen.

Zoé May ist so klein und zierlich. Ich schaue auf die weißen Kabel und Patchs an ihrem Körper und auf den Schlauch der Magensonde, der aus ihrer kleinen Nase ragt. Aber sie atmet ganz gleichmäßig, ganz ruhig.

»Ist sie wirklich kerngesund?«, frage ich noch einmal ungläubig die Kinderärztin, die mir lächelnd mit Mundschutz und Kittel gegenübersteht und jetzt nickt. »Ja, Ihrer Tochter geht es bestens«, sagt sie noch einmal besonders deutlich. »Wir behalten sie noch eine Zeit lang hier. Aber sie ist ein kräftiges, gesundes Baby.«

Ich schließe die Augen, und der Satz der Ärztin hallt noch länger in meinem Ohr nach. *Sie ist ein kräftiges, gesundes Baby.* Das ist einfach nur wunderbar.

»Darf ich sie streicheln, einmal, ganz kurz?«

»Ja, aber behalten Sie die Handschuhe an.«

Vorsichtig und zitternd schiebe ich meine Hand durch die Öffnung in den Inkubator, und dann spüre ich sie, ihr kleines, winziges Ärmchen. Ich möchte auch das Händchen berühren und versuche, mich im Rollstuhl dafür etwas auszurichten. »Meine Zoé May, du bist so süß«, flüstere ich leise und – was ist das? – alles dreht sich, mir wird schummerig.

»Martin!,« rufe ich aufgeregt. »Martin!«

Er zieht mit einem Ruck meine Hand aus dem Inkubator, und dann ist es passiert. Ich verliere das Gleichgewicht und sacke nach vorn, und mit einem Schwall erbreche ich auf den Klinikboden. Die Magensäure brennt in meinem Mund. Es riecht fürchterlich, und die warme Masse bahnt sich den Weg über meine nackten Beine in die Klinikschuhe. Ich schäme mich entsetzlich, murmele nur »Verzeihung!« und »Es tut mir so leid!«

»Komm, ich bringe dich zurück«, sagt Martin, und während mir eine besorgte Krankenschwester ein Tuch reicht, damit ich mir den Mund abwischen kann, zieht Martin schon den Rollstuhl nach hinten, um mich durch den Gang zurück ins Zimmer zu schieben. Ich sehe noch über die Schulter zu Zoé May. »Bis morgen, meine kleine Prinzessin. Bis morgen«, flüstere ich leise, und Zoé Mays Bild verschwimmt mir hinter einem Tränenschleier.

Kapitel 10

»Ja, bitte, absolut ruhig liegen bleiben, nicht bewegen. Ich bin dann kurz draußen.« Die Stimme der Radiologie-Assistentin ist glockenhell und freundlich. Wie oft sie heute schon diesen Satz gesagt hat? Er kommt ihr routiniert über die Lippen, wie anderen Menschen das »Guten Morgen«, wenn sie in die Firma gehen.

Bei der jungen Dame mit den schulterlangen blonden Haaren, die mir heute die tödliche Strahlendosis verpasst, ist es bestimmt das zehnte Mal heute. Es ist ein ganz normaler Vormittag, und ich liege im Zimmer der Radiologischen Abteilung und bekomme zehn Tage nach der Geburt die Erste von insgesamt 38 Bestrahlungen. Fünf Minuten muss ich mit erhobenen Armen still liegen bleiben. Ein Bereich unter meiner Brust ist mit einem dicken schwarzen Filzstift gekennzeichnet, dazu ein Teil meiner Achselhöhle. Hier vermuten die Ärzte noch verborgene, im Ultraschall und MRT nicht sichtbare Krebszellen. Denen will man an den Kragen mit fast täglicher Bestrahlung.

Gesunde Mütter dürfen sich über ihr Baby freuen, dürfen beim Stillen die Nähe spüren und die ganze Zeit mit ihm zusammen sein. Ich nicht. Ich darf nicht stillen, weil ich voller Gift bin, und ich darf auch nicht durchgängig bei meinem

Kind sein. Ich darf keine Zeit verlieren, weil mein Leben in Gefahr ist, wie Dr. Sopov sagt, und deshalb konnte ich mich noch nicht einmal in der Klinik richtig auskurieren. Ich durfte zwar nach Hause, musste aber sofort mit meiner Bestrahlung beginnen.

Der Raum ist jetzt dunkel, der rote Strahl kreist auf meiner Haut. Es ist mucksmäuschenstill. Nur das Surren der schweren Maschine ist zu hören. Ich finde es jedes Mal unheimlich, hier zu liegen, weiß aber, dass es nur diese wenigen Minuten sind, und halte durch, ohne mich in irgendwelche schlechten Gefühle hineinzusteigern.

Ich sehe die Chemo, die Bestrahlung, ich sehe alle Behandlungen als Freunde. Sie sollen mir helfen. Warum soll ich dann mit ihnen grollen? Sie helfen mir, den grausamen Krebs, meinen Feind, aus meinem Körper zu vertreiben. Ich schließe mich mit ihnen zusammen. Das macht es leichter. Der tägliche Schulterschluss zwischen mir und dieser Maschine ist richtig und lebensrettend. Es gibt keine Alternative.

»Sie können sich langsam aufrichten!«, höre ich jetzt die Assistentin sagen. Ich beeile mich immer. Ich will nicht länger hier liegen bleiben als nötig. Gleich wird hier der nächste Patient Platz nehmen und auf die Hilfe der Maschine setzen. *Mach deinen Job gut*, geht es mir durch den Kopf, als ich mich langsam hinsetze und von der Liege rutsche. *Bis morgen!*

Mein Leben ist nach der Geburt stressiger denn je. Jeden Morgen düse ich um 06:30 Uhr mit dem Auto zu Zoé May, die noch auf der Kinderstation liegt, und bleibe immer ein bis zwei Stunden bei ihr. Ich gebe ihr die Flasche. Ich streichele meine kleine Prinzessin, summe ihr etwas vor, sehe sie einfach nur an. Ich will ihr nah sein, und sie wird es spüren. Das weiß ich.

Danach gehe ich zur Bestrahlung, anschließend fahre ich nach Hause und koche für Alina. Ich habe ja noch ein Kind, das mich braucht, und muss mich auch um den Haushalt kümmern. Und auch Martin möchte etwas essen, wenn er abends nach Hause kommt. Danach fahren wir zu zweit noch einmal ins Klinikum und sind ein, zwei Stunden bei Zoé May. Ich dürfte gar nicht früher kommen, da die Strahlung erst etwas abgeklungen sein muss.

So geht das Tag für Tag, nur am Sonntag ist Pause mit der Bestrahlung. Ich wundere mich ehrlich gesagt jeden Tag, wie ich das Pensum durchhalte. Ich bin krank, hinter mir liegt eine aufreibende Schwangerschaft und vor mir ein aufreibender Behandlungs-Marathon. Aber mein Baby zu sehen gibt mir Kraft. Es ist alles gut, solange Zoé May gesund ist. Die Bestrahlungen gehen vorbei. Ich schaffe das.

*

O du fröhliche, o du selige,
gnadenbringende Weihnachtszeit!
Welt ging verloren, Christ ward geboren:
Freue, freue dich, o Christenheit!

An unserem prächtigen Weihnachtsbaum flackern echte Kerzen, und im Wohnzimmer duftet es nach Bienenwachs. Im Ofen brutzelt ein Braten, und gleich werden wir zusammen essen. Es ist Heiligabend 2015, unser erstes Weihnachtsfest zu viert, und es ist noch nicht lange her, da hatte ich Zweifel, diesen Tag noch erleben zu dürfen. Jetzt sitze ich hier, mein gesundes Baby im Arm, und genieße die feierliche Stimmung aus ganzem Herzen.

Mein Papa und Linda sind eingeladen. Martins Papa feiert bei sich zu Hause. Er ist sehr schwach, fühlt sich in seinem Zuhause am wohlsten. Wir haben ihn schon am Nachmittag besucht.

Martin und Alina haben bei uns alles wunderbar vorbereitet. Unsere Wohnung ist festlich geschmückt. Im Hintergrund läuft eine zauberhafte Weihnachts-CD, und Martin legt noch die Geschenke für Alina unter den Baum. Zoé May hat eine elektrische Wippe bekommen, für die sie allerdings noch viel zu klein ist. Aber egal, sie hat uns so gut gefallen, dass wir sie einfach gekauft haben.

Große Sachen können wir uns nicht leisten. Das Geld ist knapp. Mein Einkommen ist weggefallen, und auch Martins Reserven sind zusammengeschmolzen. In der Adventszeit sah es eine Zeit lang sogar richtig bitter aus. Unser Wagen ist plötzlich kaputtgegangen. Für die Reparatur hatten wir kein Geld. Aber ich brauchte ein Auto und war richtig verzweifelt. Wie sollte ich denn in die Klinik zu meiner Behandlung kommen? Damals ist mal wieder eine Freundin auf eine rettende Idee gekommen. Sie hat auf Facebook einen Spendenaufruf gestartet, und das Ergebnis war enorm. Wir konnten den Wagen wieder flottmachen. Ich bin so dankbar.

Es ist diese Unterstützung, an die ich besonders jetzt zu Weihnachten denke. Wenn man krank ist wie ich, braucht man diese Unterstützung. Es ist so wichtig, dass die Gesunden uns Kranke nicht vergessen. Es sind die kleinen und großen Gesten, die uns stark machen. Und ich erlebe viele davon.

Marc, der beste Freund von Martin, kommt seit Wochen jeden Abend vorbei und fragt, ob er etwas für uns tun kann. Einkaufen, Sachen in den Keller bringen, ein Paket bei der Post aufgeben. Kleinigkeiten, die mir aber sehr helfen. Natürlich könnte das jeder machen, aber er tut es wirklich. Das zählt.

Sabine und Britta, die immer zur Stelle sind, wenn ich sie brauche, die mir stundenlang geduldig zuhören, wenn mich die Angst innerlich auffrisst, und die mich halten, wenn die Schmerzen unerträglich sind.

Mein Papa, der trotz seiner Firma und der Riesenverantwortung für die Mitarbeiter regelmäßig in der Tür steht und immer da ist, wenn bei uns »die Hütte brennt«. Er ist kein Mann der vielen Worte. Er ist einfach nur da, wenn man ihn braucht. So war es schon mein ganzes Leben lang. Gestern hat er sich an mein Bett gesetzt und mir über das Gesicht gestreichelt. Eine Geste voller Liebe. Dann hat er mir einen Kuss auf die Stirn gegeben und gemeint: »Ich denke an dich!« Später habe ich einen Umschlag auf dem Tisch gefunden.

Ich bin fast 40 Jahr alt. Er muss mir nicht mehr helfen. Ich sollte auf eigenen Beinen stehen können, aber er wartet nicht, bis ich ihn um etwas bitte. Er sieht es und hilft. Sofort. Ohne große Worte.

Meine Schwestern, Torsten, die Nachbarn, die zahlreichen Freunde, die für mich und Alina immer Zeit haben. Das gibt mir so viel Sicherheit. Ich habe eine ganz wunderbare Familie und tolle Freunde.

O du fröhliche, o du selige,
gnadenbringende Weihnachtszeit!
Christ ist erschienen, uns zu versühnen:
Freue, freue dich, o Christenheit!

»Möchtest du, dass ich dir einen bequemeren Stuhl hole?« Martin steht vor mir und sieht mich fragend an.

»Nein, nein, es geht schon«, versichere ich schnell. Ich bin nicht sonderlich gesprächig, weil ich mich nicht wirklich wohlfühle.

»Den Krebs interessiert nicht, ob Weihnachten ist«, hat mir die Ärztin gestern noch gesagt und mich für heute früh am Heiligen Abend zur Bestrahlung bestellt. Die ersten 20 Termine habe ich zumindest äußerlich ganz gut weggesteckt. Es geht schnell und sieht harmlos aus. Außer dass man sich von jeder Bestrahlung immer etwas müder fühlt, hatte ich anfangs keine Nebenwirkungen. Aber irgendwann blieb es nicht mehr bei der Rötung der Haut, die nach ein paar Stunden wieder verschwand. Die Haut platzte auf, nässte, eiterte, schmerzte. Und die betroffene Fläche weitet sich seitdem immer weiter aus. Mittlerweile sind meine Schulter, mein Hals und große Teile meiner Brust offen wie ein rohes Kotelett. Wie schmerzhaft das ist, weiß jeder, der sich schon einmal den Finger an heißem Wasser verbrüht hat. Es ist furchtbar. Salben, Sprays, Verbände, nichts hilft. Und wenn ich mich morgens wieder auf die Liege lege und der rote Strahl meinen Körper abtastet, weiß ich, dass sich die Strahlen erneut in die längst schon zerstörten Hautzellen bohren.

Bestrahlung klingt so freundlich, so leicht, so harmlos. Aber es ist eine Tortur, die den Körper und die Seele straft.

Doch heute ist Weihnachten, das Fest der Liebe und der Freude, und ich habe bei all dem Leid einen Grund zur Freude. Er ist 47 Zentimeter groß, wiegt jetzt schon 2400 Gramm und atmet ruhig und gleichmäßig in meinem Arm.

»Kann ich Zoé May halten?« Alina steht jetzt neben mir und streckt mir ihre Arme entgegen.

»Hier, mein Schatz, nimm die kleine Maus. Du machst das so großartig«, lobe ich Alina und sehe ihr zufrieden zu. Sie singt jetzt ein Kinderlied, »Alle Vögel sind schon da!«, und wiegt das Baby dabei ganz ruhig in ihren Armen.

Alina liebt ihre kleine Schwester und ist mir eine große Hilfe bei der Versorgung des zarten Säuglings. Anfangs hatte ich ein bisschen Angst, dass sie darunter leidet, weil sich alles um das neugeborene Baby dreht. Zumal es für Alina in den letzten Monaten auch nicht leicht gewesen ist. Sie hat wenig von mir gehabt.

Ich erinnere mich an viele Situationen, in denen sie zu kurz gekommen ist. So hatte sie sich sehr gewünscht, dass ich zu einer Schulfeier komme, aber im letzten Moment musste ich absagen. Es ging mir zu schlecht. Einmal hatte sie nicht zu einer Party gehen können, auf die sie sich sehr gefreut hatte. Martin war nicht da gewesen, und ich hatte keine Kraft gehabt, sie zu fahren. Sie war bitter enttäuscht. Am schlimmsten war es wohl für sie, als ich mich ausgerechnet an ihrem Geburtstag, am 22. September 2015 so schlapp fühlte, dass ich nichts mit ihr unternehmen konnte. Wir wollten ins Kino, »The Fast and The Furious« sehen. Aber wieder musste ich absagen, weil ich mich elend fühlte. Damals hat sie vor Enttäuschung geweint, heimlich, allein in ihrem Zimmer. Ich habe es gemerkt, als ich nach ihr gesehen habe. Es tat mir so leid.

»Wir holen das alles nach, mein Schatz, ganz bestimmt«, habe ich ihr versprochen und sie lange im Arm gehalten. Aber was bringt so ein Versprechen, wenn man ein junges Mädchen ist und Geburtstag hat? Nichts. Man ist nur enttäuscht und hat noch nicht mal jemanden, an dem man seine Wut auslassen kann. Alina weiß, dass ich krank bin und nicht anders kann. Also muss sie ihren ganzen Frust herunterschlucken. Wieder und wieder. Das kann nicht gut sein. Sie muss immer stark sein und sich zurücknehmen, aber sie ist doch erst 14 Jahre alt. Ich habe oft ein schlechtes Gewissen und schäme mich, dass ich ihr gerade in einem ohnehin schon schwierigen und belastenden Lebensabschnitt, der Pubertät, keine hundertprozentige Mutter sein kann.

Ich habe ihr das schon mehrmals offen gesagt. Erst gestern wieder. Da bin ich in ihr Zimmer gegangen, habe mich zu ihr auf das Bett gesetzt und sie in den Arm genommen. Ihr zarter Mädchenkörper war ganz angespannt. Ich weiß genau, wie sehr sie unter dem Ganzen leidet. Alina hat furchtbare Angst, mich zu verlieren. Die letzten Monate waren auch für sie die Hölle. Es tut ihr weh, mich leiden zu sehen, und es quält sie, dass sie mir nicht helfen kann. Und manchmal entlädt sich der ganze Druck in Rebellion. Dann knallt sie Türen oder gibt patzige Antworten. Ich nehme ihr das nicht übel. Ich weiß, sie muss Dampf ablassen. Groll auf die Situation, auf das Schicksal. Und wen sonst soll sie anmeckern? Es kann nur ich sein.

Gestern gab es Stress, weil sie am Abend noch zu ihrer Freundin wollte und es in meinen Augen zu spät war. Sie ist dann wütend vom Küchentisch aufgesprungen und hat mich ziemlich unfreundlich angemuffelt. Martin fand das frech und wollte sie dafür zur Rede stellen. Aber ich habe meine

Hand auf seinen Arm gelegt und nur »Lass mich das machen« gesagt. Ich bin dann zu ihr ins Zimmer gegangen.

»Mein Schatz, ich habe mir die Krankheit nicht ausgesucht. Ich würde alles dafür geben, gesund zu sein. Aber ich kann im Moment nicht so für dich da sein, wie ich es mir wünsche.«

Alina hat mich gar nicht angesehen, sondern ihr Gesicht im Kissen versteckt. Aber ich habe bemerkt, dass sie weinte. Und das ganz bestimmt nicht wegen der Freundin. Sie weinte, weil ihr alles zu viel wird und sie nicht mehr mit dem ganzen Druck umgehen kann. Das Zusammensein mit der Freundin hätte ihr gutgetan, und ich bereue, dass ich sie nicht habe gehen lassen.

»Ich hätte dir erlauben sollen zu gehen, ich weiß«, sage ich offen und kuschele mich zu ihr ins Bett. Und dann spreche ich mir von der Seele, was mich all die Zeit belastet.

»Ich möchte dir so eine gute Mutter sein und immer das Verständnis für dich haben, das du verdienst. Aber die Krankheit hat mich verändert. Die Angst hat mich unsicher gemacht, ich fühl mich oft richtig hilflos, und die Schmerzen legen sich wie ein Sack Mehl auf meinen Kopf, und mir fehlt oft die Geduld, etwas in Ruhe mit dir zu besprechen. Bitte verzeih mir und hilf mir durch die schwere Zeit. Bitte zieh dich nicht zurück von mir. Ich brauche dich.«

Alina hat zugehört, ganz genau. Jedenfalls drehte sie sich um und schmiegte sich jetzt ganz fest an mich.

»Ich liebe dich, Mama«, flüsterte sie.

»Und ich liebe dich, mein Kind.«

»Und liebst du Zoé May mehr?«, fragte sie mich dann.

Ich schüttele den Kopf.

»Die Frage geht so nicht, mein Schatz. Eine Mutter liebt jedes Kind auf eine ganz spezielle Weise. Du bist mein großer

Engel, auf den ich unendlich stolz bin. Zoé May ist mein kleiner Engel, der erst in die Welt wachsen muss. Liebe kann man nicht messen. Meine ist riesengroß, und glaube mir: Sie reicht für euch beide.«

Wir beide lagen an diesem Abend noch lange zusammen. Ich streichelte Alina über die samtigen Haare, sie hielt mich ganz fest umklammert. Sie braucht mich. Ich weiß das. Und ich will jetzt, wo die Sorge um Zoé May vorüber ist, Alina gegenüber besonders aufmerksam sein und sie durchs Leben begleiten. Sie hat zu lange darauf verzichten müssen.

Und jetzt sitzt sie auf dem Sofa, singt weiter das Kinderlied und gibt Zoé May ein zärtliches Küsschen auf die Stirn. Ich glaube, sie sieht keine Konkurrenz in diesem Baby. Mehr eine kleine Schwester, die ihre Fürsorge braucht. Die beiden so zu sehen macht mich glücklich, richtig glücklich.

Und während Alina Zoé May liebevoll in den Schlaf wiegt, Martin den Tisch deckt, fallen mir auf dem Stuhl die Augen zu. Ich bin so erschöpft. Zwei Tage habe ich jetzt eine Bestrahlungspause. Ich genieße die Auszeit. Es tut gut, einfach mal zwei Tage die Wahrheit auszublenden und sich in den goldenen Rausch der heilen Weihnachtswelt fallen zu lassen.

O du fröhliche, o du selige,
gnadenbringende Weihnachtszeit!
Himmlische Heere jauchzen dir Ehre:
Freue, freue dich, o Christenheit!

Ja, ich freue mich. Aber ich weiß, dass es nur eine Pause ist, in der wir wegschieben, was längst nicht zu Ende ist: der Kampf um mein Leben. Ich bekomme noch bis Mitte Januar die

Bestrahlungen. Dazu mache ich im Klinikum eine Antikörpertherapie mit Herceptin, auf das ich wegen Zoé verzichten musste, und bekomme alle drei Wochen eine Spritze. Es ist längst nicht zu Ende.

*

»Meine Güte, das kann doch nicht wahr sein!«

Mein Papa steht vor mir und sieht mich betroffen an. Gerade habe ich das riesengroße Pflaster an meinem Hals abgenommen, und jetzt sieht er die großflächig entzündete Stelle.

»Mein armes Kind. Wie lange musst du bloß noch leiden«, sagt er mitfühlend und nimmt mich dann ganz fest in den Arm.

Papa spricht selten aus, was ihn berührt. Er ist ein Mann, der, was in seinem Innersten vorgeht, lieber verbirgt. Aber jetzt bricht seine Angst um mich aus ihm heraus. Ich spüre, dass sein kräftiger Körper bebt, während er mich ganz fest in seinen Armen gedrückt hält.

»Es wird schon, Papa. Ich habe mich langsam an die Schmerzen gewöhnt. Irgendwann ist der Alptraum vorbei«, versuche ich, ihn zu beruhigen. »Weißt du, ich hatte vor einer Woche meine letzte Bestrahlung. Es kann jetzt nur besser werden.«

Papa setzt sich jetzt an den Küchentisch, nippt an einer Tasse Kaffee und wischt sich verstohlen die Tränen aus dem Gesicht.

»Weißt du, Yvonne, ich möchte dir so gern helfen. Ich würde dir die Schmerzen so gern abnehmen. Aber ich kann es ja nicht. Und das macht mich unglücklich, glaube mir das. Das macht einen Vater unglücklich.«

Er sieht mich jetzt schweigend an, dreht an der Kaffeetasse, die er mit beiden Händen umschlossen hält.

»Seitdem du krank bist, war ich nie mehr richtig fröhlich. Es nagt an mir, ach was, an uns allen. Zoé May ist gesund. Das ist ein Wunder. Aber jetzt möchte ich, dass es dir auch gut geht. Hörst du. Ich will, dass du an dich denkst, nur an dich.«

Papas Stimme ist jetzt richtig laut. Er hat Angst um mich und will mich überzeugen, die Behandlung jetzt mit aller Macht fortzusetzen.

»Das mache ich doch, Papa. Ich mache ganz genau, was die Ärzte jetzt sagen, damit auch die letzte klitzekleine Krebszelle aus meinem Körper verschwindet.«

»Und was machst du?« Papa will es jetzt ganz genau wissen. Aber wenn es ihn beruhigt, erzähle ich ihm gern alles.

»Ich bekomme seit Mitte November Herceptin!«, erkläre ich brav.

»Und was ist das? Yvonne, komm schon. Ich bin kein Arzt.«

»Verzeih, du hast ja recht. Ich bin so in meiner Krankenwelt, dass ich ganz vergesse, dass kein Gesunder mit diesen Begriffen umgehen kann. Also, Herceptin ist ein Medikament, das das Wachstum der Krebszellen stoppt. Das ist eine Antikörpertherapie. Ich bekomme eine Spritze in den Oberschenkel, das geht ganz schnell, dauert fünf Minuten – und danach kann ich sogar selbst nach Hause fahren. Das ist aber auch das Doofe, die Behandlung ist in Bielefeld, und ich muss alle drei Wochen dorthin fahren.«

»Und wie sind die Nebenwirkungen?«, hakt Papa jetzt nach. Ich schenke ihm noch Kaffee nach, stelle ihm ein paar Plätzchen dazu. Ich freue mich, dass er sich so für meine Behandlung interessiert. Ich spreche eigentlich nur mit Martin so detailliert darüber. Jemand anders will es doch auch gar nicht wissen. Andere fragen nicht danach, wie ich behandelt werde. Das ist viel zu speziell. Man fragt mich, wie es mir geht, und ich sage »Geht so« oder »Ganz gut«. Ich sage nie, dass es mir schlecht geht, auch nicht, wenn es so ist. Ich will andere Menschen nicht mit meiner Geschichte belasten. Aber jetzt sitzt Papa in meiner Küche und will alles wissen, und seine Aufmerksamkeit tut mir einfach gut.

»Es gibt keine Nebenwirkungen!«, antworte ich wahrheitsgemäß. »Zumindest sagen das die Ärzte, und bis jetzt stimmt es auch. Es geht mir danach gut. Ich merke nichts. Diese Entzündungen rühren von der Bestrahlung her, das sind Verbrennungen.«

»Wie lange bekommst du das Medikament?«

»Bis November nächsten Jahres, also insgesamt ein Jahr.«

»Und sonst machen sie nichts mit dir?« Papa sieht mich ungläubig an.

Ich nehme jetzt seine rechte Hand, streichele sie sanft.

»Doch, Papa. Ich mache auch eine Anti-Hormontherapie. Dazu hat mir Dr. Sopov Tabletten, Tamoxifen, aufgeschrieben. Ich nehme jeden Tag eine. Das muss ich ein Jahr machen. Ich habe vorgestern angefangen, also bis nächsten Januar.«

Ich sehe Papa jetzt fragend an. Ich habe nämlich geschummelt. Ich muss die Antihormon-Therapie zehn Jahre machen. Aber wenn ich Papa das jetzt sage, ist er komplett fertig. Ich will ihn schonen. Er soll sich nicht noch mehr aufregen, als er es ohnehin schon tut.

»Und was bewirkt diese Therapie?«

»Damit blockiert man die Bildung oder Wirkung vor allem von Östrogenen. So soll das Wachstum hormonempfindlicher Tumorzellen gestoppt werden.«

»Und gibt es da Nebenwirkungen?« Papa ist skeptisch.

»Ich weiß es nicht. Ich warte ab. Im Moment kann ich nichts sagen. Ich fühle mich nach wie vor nicht gut. Du hast ja meine Haut gesehen. Mein halber Körper sieht aus, als hätte man mir kochendes Wasser übergeschüttet.«

»Fühlt es sich auch so an, ich meine wie verbrüht?«

Ich nicke.

»Oh je, das ist ja grausam. Weiß du, natürlich ist die Frage unsinnig, trotzdem habe ich sie mir schon zahllose Male gestellt. Warum du? Warum musst gerade du, eine junge Frau mit einem süßen Kind, unserer Alina, warum muss gerade eine so hübsche junge Frau wie du diese verdammte Krankheit bekommen? Wenn es eine Strafe ist, dann haben sie andere verdient, aber nicht du. Und wenn es Schicksal ist? Ach, ich weiß nicht, es ist mir zu wenig.«

Ich stecke mir jetzt bestimmt den zehnten Keks in den Mund, höre Papa aufmerksam zu. Ich weiß genau, was ihm im Kopf herumgeht. Genauso erging es mir auch schon unzählige Male. Warum ich? Warum Zoé May? Warum trifft es meine Familie so hart? Was will mir das Schicksal damit sagen? Ach was, es bringt mir nichts, darüber zu philosophieren. Ich bin krank, und ich will überleben. Es ist ganz einfach. Nur darum geht's. Ich glaube einfach an die Überwindbarkeit des Schicksals. Man muss sich ihm nicht ausliefern, sondern entgegenstemmen und es niederringen. Ich werde es besiegen.

Als Papa an diesem Tag geht, fühle ich mich gut. Wir sind uns durch dieses Gespräch so nah gekommen. Ich liebe meinen Papa. Er ist wunderbar.

Kapitel 11

»Was ist bloß los mit dir?« Martin sieht mich irritiert an. »Ich verstehe ja, dass es dir nicht gut geht. Aber du beißt nur noch um dich. Was stört dich denn?«

»Frag nicht, mich nervt im Moment alles«, poltere ich weiter.

Es ist Sonntagfrüh, und mich stört die Fliege an der Wand. Ich merke ja selber, dass ich im Moment mehr als zickig bin. Gestern habe ich schon Alina angeblafft. Das kluge Mädchen hat sich gar nicht erst auf eine Auseinandersetzung mit mir eingelassen, sondern ist gleich in ihr Zimmer gegangen. Dann habe ich Sabine am Telefon angemault. Natürlich völlig unnötig.

»Warum hast du dich letzte Woche gar nicht gemeldet?«, hat sie mich gefragt, und statt in Ruhe zu antworten, habe ich sofort gezischt. »Meinst du, ich habe nichts zu tun? Du denkst, ich liege den ganzen Tag nur faul auf dem Sofa herum.«

Ich konnte förmlich durchs Telefon sehen, wie entsetzt Sabine war. So barsch hatte ich sie in den letzten 20 Jahren nicht angefahren. Aber auch sie ist gut damit umgegangen, hat sich ganz offenbar schnell eine Ausrede überlegt und glockenhell geflötet: »Ich rufe dich später wieder an.«

Und jetzt ist Martin dran. Der Arme, der nun nie irgendwie ungeduldig ist. Ausgerechnet er ist heute früh in der Küche schon vor dem Frühstück richtig abgewatscht worden von mir.

Jetzt steht er vor mir, legt seine beiden Hände auf meine Schultern und spricht mich direkt an. Und was mache ich? Ich dummes Huhn drehe mich weg und pampe ihn beim Hinausgehen noch einmal an. Doch kaum im Flur, merke ich, dass ich nicht mehr ganz bei Trost bin. Ich habe doch nicht das Recht, all die Menschen in meinem Umfeld zu beschimpfen und mit meiner schlechten Laune zu belasten.

Kleinlaut gehe ich in die Küche zurück, tippe Martin, der sich gerade einen Kaffee macht und eine Tasse unter die Maschinenöffnung stellt, von hinten an. »Tut mir leid, Schatz. Irgendwie bin ich im Moment unausstehlich. Ich mag mich selbst nicht.«

Martin dreht sich sofort um, lächelt mich trotz allem liebevoll an.

»Na dann komm mal in meine Arme. Vielleicht hilft das gegen deine Übellaunigkeit. Und dann erzählst du mal, was es ist, das dich zu einer Furie macht.«

»Ich weiß es nicht, Martin«, sage ich leise und schmiege mich ganz eng an seine Brust. Martin trägt ein weiches, kuscheliges Baumwollhemd, und ich fühle mich bei ihm wunderbar geborgen. Er hat ja recht, ich muss wirklich überlegen, was mir so zusetzt. Seit vier Wochen bin ich ständig auf 100 und blaffe jeden an. Außerdem bin ich immer müde. Dabei ging es mir ab Mitte Januar 2016, als die Bestrahlung vorbei und die verbrannte Haut sich allmählich wieder beruhigt hatte und die Schmerzen abgeklungen waren, insgesamt ganz gut. Ich war mit Alina mehrmals in der Stadt, weil sie sich etwas Neues zum Anziehen kaufen wollte, und jedes Mal haben wir uns anschließend einen kleinen Snack gegönnt. Das war für uns eine Auszeit, die nur uns beiden gehörte. Zeit, in der sich Alina auch wieder viel von der Seele reden konnte. Das braucht doch ein Mädchen in ihrem Alter.

Ich habe auch schon etwas mit Zoé unternehmen können. Am liebsten sind wir zwei immer im Park unterwegs. Sie ist ja noch winzig und nimmt nicht viel davon wahr, was um sie herum passiert. Aber wenn sie ihre Äuglein öffnet, blitzen sie schon richtig lebendig, wenn sie in den Himmel sieht. Mein kleiner Engel ist bestimmt später einmal mächtig auf Zack. Aber noch braucht sie nur Wärme, Liebe, Innigkeit. Deshalb habe ich sie viel auf meinem Arm beziehungsweise in meinem Tragetuch. Wenn sie mich spürt, meinen Herzschlag wahrnimmt, dann ist sie seelenruhig und schlummert zufrieden. Ich will ihr dieses wohlige Gefühl geben, so oft es geht. Zumal ich sie ja nicht stillen kann, was mir richtig wehtut. Ich habe Alina lange gestillt, und ich denke, Babys brauchen diese regelmäßige Nähe zur Mutter. Das gibt ihnen Sicherheit. Ich versuche das auszugleichen, indem ich sie viel bei mir habe. Ganz eng.

Überhaupt ist sie wenig allein. Wenn Alina nach der Schule nach Hause kommt, trägt sie die Kleine auch gern spazieren, und Martin ist ohne Baby vor dem Bauch sowieso nicht mehr vorstellbar. Wenn er nicht arbeiten muss, ist er Papa mit ganzem Herzen und Einsatz. Mit einem Spucktuch auf der Schulter wandert er dann durch die Wohnung, summt Liedchen und streichelt unserer Maus die zarte Wange. Ich kann mir nicht vorstellen, dass irgendwo auf der Welt ein

Kind mehr geliebt wird als Zoé May. Ich möchte, dass das für immer so bleibt. Aber leider fühle ich mich nicht mehr so wohl wie am Anfang.

*

Irgendwie geht es ständig bergab. Jeden Tag fühle ich mich schlapper und ausgelaugter, habe an nichts mehr Freude und bin auf dem besten Weg, unausstehlich zu werden. Eigentlich bin ich den ganzen Februar nur in der Wohnung gewesen. Ich schaffe mit Mühe die nötigsten Einkäufe und liege abends schon um sieben Uhr im Bett und habe immer weniger Kraft für mein Baby, was mir das Herz zerreißt.

Nach all dem, was ich im letzten Jahr erlebt habe, begreife ich das nicht. Ich dachte, vor mir würde ein schönes neues Jahr liegen, aber stattdessen geht es genauso beschwerlich weiter, wie es aufgehört hat.

»Sprich das doch mal in der Klinik an. Vielleicht verträgst du das Herceptin nicht. Das kann ja auch müde machen.«

»Glaube ich nicht, das habe ich ja schon im Januar genommen, und alles war gut. Vielleicht liegt es an den Tabletten, dem Tamoxifen, Martin. Das könnte wirklich sein.«

Ich will es jetzt genau wissen und ziehe Martin an der Hand hinter mir her ins Bad. Und dann sitzen wir zu zweit auf dem Badewannenrand und lesen auf dem Beipackzettel die endlos aufgelisteten Nebenwirkungen.

»Hier, Müdigkeit ist dabei und auch Gereiztheit und Überempfindlichkeit, und lies mal weiter.«

Ich halte Martin den Zettel hin.

»Hier, die schlimmen Knochenschmerzen, von denen ich

dir erzählt habe, sieh mal, die kommen auch davon. Sehstörungen, Müdigkeit, Schlafstörungen, Hautausschlag und Haarausfall. Das kann ja heiter werden. Ich kann auch damit rechnen, dass ich den ganzen Tag breche. Die Tabletten versetzen mich künstlich in die Wechseljahre, und das im Rekordtempo. Hast du eigentlich meine Beine gesehen? Die sind durch die Wassereinlagerungen doppelt so dick.«

Jetzt begreife ich. Das ist der Grund, warum ich nachts nicht schlafen kann und mich fühle, als hätte ich Aufputschdrogen genommen. Dafür bin ich tagsüber total gerädert. Außerdem habe ich zehn Kilo zugenommen und schlimme Hitzewallungen. Von einer zu anderen Minute wird mir so heiß, dass ich mich bis auf Top und Hose ausziehe und nach Abkühlung japse.

»Vielleicht muss sich dein Körper erst einmal an das Medikament gewöhnen«, lenkt Martin ein. »Du brauchst bestimmt nur Zeit. Und sprich mit den Ärzten. Die können dir sicher helfen.«

In der Nacht bekomme ich trotz meiner Müdigkeit mal wieder kein Auge zu. Ich bin innerlich aufgekratzt, und mir ist wieder furchtbar heiß. Zum Abkühlen setze ich mich auf den Balkon. Ich freue mich auf das Frühjahr. Draußen auf dem Balkon blühen Krokusse, und im Park habe ich schon Narzissen gesehen. Ich will hinaus, Frühling schnuppern, Leben spüren. Ich will nicht wieder nur auf dem Sofa liegen und das Leben verschlafen. Vielleicht werde ich nicht alt. Aber die Zeit, die mir bleibt, die will ich schön leben, mit viel Sonne, mit Blumen, mit herrlich grünen Bäumen. Ich will mit Zoé May durch den Park spazieren, mit Alina radeln und mit Martin im Gras liegen und mich vom Gezwitscher der Vögel streicheln lassen. Warum bin ich denn auf der Welt, wenn ich die Schönheiten nicht mitbekomme, stattdessen nur vor mich hinvegetiere und meine Familie mit meiner Gereiztheit vor den Kopf stoße. Das kann es nicht sein.

Ich will das Zeug nicht mehr nehmen. Ich will mich nicht mehr tagaus, tagein mit Chemie vollstopfen und immer mehr die Kontrolle über mich verlieren. Zoé May ist gesund. An sie muss ich nicht mehr denken. Ich kann jetzt tun, was mir guttut, nur mir. Und ich will das Leben, das ich mir so hart erkämpft habe, auch wieder mehr genießen.

Ich weiß nicht, wie viele Sommer ich noch habe. Es können 50 sein, aber das weiß ich nicht, und kein Tag kommt zurück. Der Tag, an dem Zoé May zum ersten Mal mit ihren Füßchen im Wasser planscht, über eine auseinanderstäubende Pusteblume lacht und mit ihren kleinen Händchen Erde spürt, kommt nie zurück. Den gibt es nur einmal, und ich will ihn erleben als fröhliche Frau und nicht als leidendes, schmerzgeplagtes Wrack.

Als ich zurück in die Wohnung gehe, weiß ich, was ich tue. Ziemlich ungestüm drücke ich die Terrassentür zu und gehe schnurstracks ins Bad. Die Pillen kommen weg! Sofort! Ich will, dass es jetzt für mich schön wird. Ich will wenigstens einen Sommer Glück spüren.

*

»Es ist nicht schlimm? Hat die Ärztin wirklich gesagt, dass es nicht schlimm ist, wenn du die Anti-Hormontherapie nicht machst? Ich glaube nicht, dass du das Tamoxifen nicht nehmen musst.«

Martin steuert den Wagen durch den Bielefelder Feierabendverkehr. Ich habe gerade meine Herceptin-Spritze bekommen und die Gelegenheit genutzt, von meinen Beschwerden zu erzählen. Ich habe auch offen angesprochen, dass ich das Zeug nicht mehr nehme, seit drei Wochen schon nicht mehr, und mich seitdem richtig gut fühle. Martin war dabei, als die Ärztin meinte, das sei »nicht schlimm«. Warum fragt er jetzt noch mal?

»Ja, das hat sie gesagt, Liebling. Sie war nicht sonderlich überrascht, dass ich mich so über das Zeug beklagt habe. Vermutlich geht es vielen Patientinnen so wie mir.«

»Komisch, ich habe das nicht gehört. Das wundert mich. Warum verordnen sie es dir, wenn es gar keine Rolle spielt, ob du es nimmst oder nicht?«

»Pass auf, der Wagen schert ein, Liebling«, rufe ich aufgeregt und bin froh, dass Martin noch rechtzeitig reagiert hat. Einen Auffahrunfall mit Zoé May im Kindersitz können wir nicht gebrauchen.

»Verdammt, der Kerl fährt wie ein Idiot«, schimpft Martin und drückt vor Wut kräftig auf die Hupe.

»Lass ihn sausen. Es ist ja noch einmal gut gegangen.«

Zoé May hat das starke Bremsen nicht aus der Ruhe gebracht. Sie schläft selig weiter. Der Ausflug ins Klinikum hat sie Kraft gekostet.

»Also nimmst du die Pillen nicht weiter?«, bohrt Martin jetzt noch mal nach.

»Nein, ich will das nicht. Akzeptiere es doch. Ich will keine Schmerzen mehr haben. Ich habe die Nase voll vom Leiden.«

»Okay, wenn es wirklich nicht so wichtig ist, dann ist es ja gut. Ich mache mir einfach nur Sorgen, Schatz.«

»Pass auf, die fahren heute wirklich wie die Verrückten. Ich bin froh, wenn wir wieder zu Hause sind.«

»Du musst mich nicht ablenken, meine Süße. Ich gebe erst Ruhe, wenn du mit Dr. Sopov gesprochen hast. Ich möchte wissen, wie er das einschätzt.«

»Wir müssen jetzt hier links abbiegen. Ich glaube, dann sind wir schneller auf der Autobahn.«

»Ja, ich habe schon kapiert, dass du nicht reden willst. Weißt du was, du bist ein Sturkopf.«

Aber ich hatte es wirklich so verstanden, ich hatte verstanden, es sei nicht schlimm, wenn ich dieses Tamoxifen nicht mehr nehme. Kann man sich so etwas einbilden?

*

»Martin, komm schnell. Komm, komm, du glaubst es nicht«, rufe ich aufgeregt aus dem Wohnzimmer.

»Ja, beeile dich«, meint Alina noch.

Ich stehe staunend im Zimmer und bin selig. Unsere kleine Zoé May steht da auf unserem himmelblauen Teppich, in der Hand hält sie eine kleine Biene-Maja-Stoffpuppe. Ihre blauen Augen leuchten, und ihr Lachen ist so hell, dass man ihren ganzen Stolz heraushört. Zoé May steht auf ihren kleinen Beinchen, ganz allein, ohne Hilfe! Zum ersten Mal muss sie sich nicht zwischen Sofa- und Tischkante entlanghangeln, sondern steht, wenn auch noch etwas wacklig, frei auf dem Boden. Sie schafft noch zwei unsichere Schritte, dann plumpst sie auf ihren dicken windelbepackten Po. Ich bin rechtzeitig bei ihr, halte schnell meine Hand an das Köpfchen, damit sie sich im Fallen nicht stößt. Martin ist rechtzeitig aus dem Schlafzimmer herübergelaufen. Er arbeitet dort an einem Fenster, das klemmt. Aber jetzt steht er im Türrahmen und sieht überglücklich seiner juchzenden Tochter zu.

Alina stellt die Kleine noch einmal auf die Füße, und wieder schafft sie es, ein paar Schritte ganz allein ohne unsere Hilfe zu gehen. Wir sind alle drei begeistert, und Zoé May genießt es, im Mittelpunkt zu stehen, und juchzt immer lauter und will uns zeigen, was sie noch alles kann. Sie schlägt jetzt mit den Fingerchen auf das Sofa, wippt aufgeregt hin und her und versucht wieder und wieder, allein zu stehen. Die gerade entdeckte neue Stufe der Unabhängigkeit macht sie glücklich und uns auch. Es ist immer eine entscheidende Erinnerung, die ersten Schritte seines Kindes zu erleben. Ich weiß noch genau, wann Alina zum ersten Mal durchs Wohnzimmer lief. Plötzlich ließ sie meine Hand los, und ab ging es. Für mich war es so ergreifend. Jetzt sitze ich wieder hier und möchte die Welt anhalten, damit der Moment nicht vergeht. Diesen 28. Juli 2016, ich werde ihn nie vergessen.

Es ist herrlich, Kinder aufwachsen zu sehen, zumal ein Kind wie Zoé May, dem anfangs niemand eine Chance geben wollte. Zoé May ist gesund, und das zeigt sie Tag für Tag. Mit ihrer schnellen Entwicklung vertreibt sie jeden Zweifel, dass sie irgendeine Behinderung zurückbehalten hat. Sie kann alles, was Kinder in dem Alter machen müssen, und bei den meisten Dingen ist sie sogar besonders früh. Wäre irgendetwas nicht in Ordnung mit ihr, wäre das längst aufgefallen. Aber Zoé May ist motorisch prima und im Kopf hellwach. Sie ist als Wunder geboren und bleibt auch eins.

*

»Noch ein Bier!« Martin geht's prächtig, und er bestellt sich heute schon das dritte Pils. Unser Städtchen feiert mal wieder sein berühmtes Rathaus-Festival, und wir sind dabei. Gut, auch letztes Jahr waren wir da. Aber damals war es ein anderes Feiern.

»Erinnerst du dich noch, wie mich die Leute angestarrt haben?«

Martin nickt. »Ja, aber damals hast du mir auch gut gefallen. Ich liebe dich mit und ohne Haare.«

»Ich weiß, aber du hast heute immer noch keine«, albere ich herum. »Sieh mal meine Lockenpracht.«

Martin stellt das Glas auf dem Stehtisch ab und wuschelt mir mit beiden Händen durch die Haare.

»Du hast eine Löwenmähne. Ich kenne keine Frau, die solche Wallehaare hat. Kaum zu glauben, dass das alles wieder so nachwächst. Sie sind bestimmt schon 20 Zentimeter lang.«

»Schatz, ich hatte Haare bis zum Po. Hast du das vergessen?«

»Das war früher. Heute ist heute, und schön bist du immer.«

Martin hat Superlaune und ganz offenbar vor, sich in dieser seltenen Feierstimmung zu betrinken. Es geht uns beiden gut. Wir genießen es, auszugehen, ohne auf die Uhr zu sehen und ohne an irgendwelche Behandlungen zu denken.

Wir haben bis jetzt schon viele Freunde getroffen, Würstchen gegessen, Livemusik gehört, geschwoft, geküsst, getanzt. Das Wetter ist ideal, und als wir weit nach Mitternacht eng umschlungen durch die Stadt nach Hause gehen, fühle ich mich so beschwingt wie lange nicht mehr.

»Schatz, ich glaube, ich habe zu viel getrunken«, meint Martin, und seine Stimme ist wackelig.

»Ja, ich weiß das.« Ich lache ihn an. »Es war nicht zu übersehen. Du hast reichlich Gläser gekippt. Mal sehen, wann du morgen aus dem Bett kommst.«

»Um neun Uhr gibt es Frühstück, ganz sicher. Das stecke ich weg, spielend«, beteuert er und lallt, als hätte er ein ganzes Fass ausgetrunken.

Martin trinkt normalerweise wenig Alkohol, seit meiner Krankheit fast nichts mehr. Aber heute hat er es sichtlich genossen, mal nicht diszipliniert zu sein. Er konnte sich einfach gehen lassen ohne Rücksicht auf mich und die Kinder. Wir haben heute einen freien Abend, Alina passt auf Zoé auf, und Martin kann machen, wonach ihm der Sinn steht.

Er braucht es, wir beide brauchen es. Man kann nicht immer stark sein, man muss auch mal in den Tag oder besser in die Nacht hineinleben. Es ist herrlich, kichernd, albernd, ausgelassen durch die Stadt zu bummeln. In den Straßen, den Lokalen, auf den Plätzen, überall wird noch gelacht. Die Luft ist mild. Die Menschen nutzen das schöne Wetter aus. Und wir auch.

Allerdings sind wir in den letzten Wochen schon viel unterwegs gewesen. Wir haben herrliche Ausflüge gemacht, sind mit den Kindern im Zoo gewesen, auf einem Abenteuerspielplatz und im Freizeitpark. Wir haben Radtouren gemacht und sind einmal auch ganz spontan an die See gefahren. Aber wir haben auch oft auf der Terrasse gesessen und einfach nur in Ruhe gegessen, getrunken, Spaß gehabt. Ich kann jetzt sagen: Ich habe den Sommer bis jetzt genossen, und das war auch nötig. Nach allem, was ich durchgemacht habe, brauchte ich diese unbeschwerte Zeit, um wieder halbwegs zu Kräften zu kommen. Jetzt geht es mir gut, körperlich und seelisch. Ich bin wieder – fast – die alte Yvonne.

»Komm, wir trinken noch ein Bier«, meint Martin, als er in einer Seitengasse ein geöffnetes Lokal sieht.

»Ja klar, lass uns hineingehen. Von mir aus können wir die Nacht auch durchmachen. Solange mein Handy nicht klingelt, schläft Zoé May friedlich. Also los, wir lassen es heute krachen.«

*

»Sie haben das Tamoxifen nicht genommen? Warum nicht?«

Die Ärztin im Bielefelder Klinikum sieht mich ungläubig an. »Seit wann nehmen Sie es nicht mehr?«, will sie jetzt genau wissen.

»Seit März. Sie haben mir doch gesagt, dass es nicht schlimm sei, wenn ich das Medikament nicht nehme.«

Sie sieht mich irritiert an.

»Da müssen Sie mich missverstanden haben. Sie haben einen aggressiven Tumor gehabt mit Lymphknotenbefall, das Tamoxifen hätten Sie durchgängig nehmen müssen. Es ist ein Teil Ihrer Therapie. Ich hätte einer Absetzung nie zugestimmt, Frau Remmert.«

»Aber … ich …«, stammele ich nervös.

»Frau Remmert, das war leichtsinnig von Ihnen«, unterbricht mich die Ärztin.

»Die Nebenwirkungen … verstehen Sie … ich wollte so nicht mehr leben«, versuche ich, ihr eine Erklärung zu geben.

»Ich verstehe, dass das unangenehm sein kann, ähnlich wie die Beschwerden in den Wechseljahren sind. Aber bei Ihrer Diagnose ist das einfach unumgänglich. Es gibt derzeit keine wirkungsvollere Therapie.«

Ich sehe sie jetzt geschockt an und fühle mich gar nicht mehr wohl. Habe ich aus einer Sommerlaune heraus mit meinem Leben gespielt? Es ist jetzt Mitte November 2016. Das heißt ja, ich habe acht Monate lang die Behandlung ausgesetzt, eigenmächtig und ohne versichernde Rücksprache. Martin hatte mir ja auch geraten, wenigstens mit Dr. Sopov darüber zu sprechen. Meine Güte, was habe ich mir nur dabei gedacht?

»Ich werde an Ihren behandelnden Arzt eine E-Mail schreiben. Bitte setzen Sie sich umgehend mit ihm in Verbindung«, sagt die Ärztin weiter, und ich bin jetzt so geschockt, dass ich nur noch ein schüchternes »Ja« herausbekomme.

*

Auf dem Heimweg habe ich richtig Angst. Die ernsten Worte der Ärztin haben mir zugesetzt. Was soll ich denn jetzt tun? Die Krankheit hat mich wieder. Mir bleibt also nichts anderes übrig, als die nächsten zehn Jahre als Wrack vor mich hinzuvegetieren? Und meine Kinder? Die werden keine Freude mit mir haben. Ich werde eine ständig gereizte, übellaunige Frau sein, die ihre Dauer-Wechseljahresbeschwerden an ihnen auslässt. Zehn Jahre lang. Dann ist Zoé May schon in der Pubertät. Und soll Martin sein Leben mit einer immer schwachen, jammernden Frau verbringen? Dann ist es besser, wenn es mich gar nicht mehr gibt. So will ich nicht leben.

Zu Hause angekommen, bin ich völlig verheult. Meine Augen sind rot wie bei einem Kaninchen und mächtig angeschwollen. Aber nicht nur äußerlich sehe ich mitgenommen aus, ich bin es auch innerlich. Ich bin richtig verzweifelt. Als

Martin am Abend nach Hause kommt, sieht er sofort, dass nichts stimmt.

»Was ist los, Schatz?«, fragt er und setzt sich zu mir auf das Sofa. »Ich muss die Tabletten nehmen. Zehn Jahre lang. Wie soll das gehen? Ich will das nicht. Lieber sterbe ich.«

Martin ist völlig überfordert. »Nun bleibe erst einmal ruhig und erzähle der Reihe nach.«

»Ich kann das nicht«, schluchze ich weiter und bin gar nicht in der Lage, ganz in Ruhe den Sachverhalt zu schildern.

»Mama ist ganz traurig«, sagt Alina und steht mit Zoé May im Arm in der Tür. Sie hat Martin nach Hause kommen hören und fragt, ob sie für uns alle den Tisch decken soll.

Der Anblick meiner beiden Kinder ist wie ein Stich ins Herz. Was löse ich denn bei den beiden aus, wenn ich hier herumliege und flenne? *Yvonne, reiß dich zusammen*, appelliere ich an mich selber. *Sie haben eine andere, eine stabile Mutter verdient.*

Ich wische mir die Tränen mit dem Ärmel meines Pullis ab, schlage die Decke zur Seite und stehe auf.

»Ja, Alina, du hast recht. Wir sollten zusammen essen. Ich komme.«

Martin versteht sofort die Situation und fragt auch nicht weiter nach.

Beim Abendessen versuche ich, meine Angst zu verdecken.

»Wie war es bei Claudi? Habt ihr euch auf die Arbeit gut vorbereitet?«, frage ich Alina.

»Ja, aber Deutsch fällt mir auch leicht. Ich schreibe bestimmt eine gute Arbeit.«

»Ich weiß … hast du schon mal überlegt, was du übernächstes Jahr nach der Schule machen willst?«

»Ja, ich möchte Altenpflegerin werden. Weißt du Mama, ich war ja mit Claudi schon ein paar Mal bei ihrer Oma im Heim, die Arbeit der Pfleger dort gefällt mir, mit alten Menschen zu arbeiten, das würde mir Spaß machen.«

Ich nicke freudig, aber auch verblüfft, davon wusste ich bisher gar nichts. Ich finde es aber einfach nur toll, dass Alina schon an ihre Zukunft denkt. Klar kann sich der Berufswunsch noch mal ändern, doch immerhin hat sie eine Vorstellung davon, was ihr mal Freude machen könnte.

»Mit der Ausbildung wirst du garantiert nie arbeitslos. Das ist ein Job mit riesengroßer Zukunft«, sagt auch Martin begeistert.

Zoé May zappelt die ganze Zeit in ihrem Hochstuhl, und während ich ihr den Möhrenbrei füttere, spüre ich, dass es mir von Minute zu Minute besser geht.

»Weißt du, ich finde, das ist eine super Sache für dich. Du hast Herz und Geduld ... und du bist clever. Du kannst es vielleicht bis zu einer Leitungsposition schaffen.«

»Oder du machst dich selbstständig. Das finde ich auch spannend«, meint Martin.

»Daran habe ich auch schon gedacht. Die Mutter von Lena aus der Nachbarklasse hat einen Pflegedienst. Die verdient richtig gut damit.«

»Geld ist wichtig. Dann wirst du bald eine erfolgreiche Jungunternehmerin. Und wenn wir alt sind, haben wir gleich jemanden, der sich um uns kümmert.« Martin lacht.

Alina nimmt das Thema fröhlich auf. »Ihr beide bekommt dann ein Doppelzimmer, und Torsten wohnt nebenan. Dann habe ich euch alle unter Kontrolle.«

Jetzt muss auch ich auflachen und passe nicht auf. Zoé May

patscht mir mit ihrem kleinen Händchen den Löffel aus der Hand, und der leuchtend orangefarbene Brei breitet sich in Spritzern über den halben Tisch und Martins Arm aus. Der Anblick gefällt Zoé so gut, dass sie laut juchzt und gleich noch einmal mit ihrem eigenen kleinen Löffel, mit dem sie seit Kurzem immer mitlöffelt, in den Brei haut. Das ganze Wirrwarr sieht so lustig aus, dass ich herzhaft lache, und Alina und Martin damit so anstecke, dass wir alle einen richtigen Lachkrampf haben.

Das Leben ist schön. Ich will nicht sterben. Ich kämpfe wieder, gleich morgen gehe ich zu Dr. Sopov. Er wird eine Lösung wissen. Ich vertraue ihm. Mittlerweile duzen wir uns sogar. Ich sage Igor zu ihm und zu seiner Sprechstundenhilfe Evelyn. Weihnachten hat er mir eine WhatsApp aus dem Urlaub geschrieben, und zu meinem Geburtstag im Februar diesen Jahres haben mir alle eine Sprachnachricht mit einem Geburtstagslied geschickt. Ich habe mich so darüber gefreut. Was hätte ich ohne diese wunderbaren Menschen nur gemacht?

Ich bin in dieser Praxis nicht nur eine Nummer, ich bin ein Mensch, um den sie sich Gedanken machen. Das tut mir so gut. In den großen Kliniken kann sich niemand mit einem Einzelschicksal lange aufhalten. Da wird man wie am Fließband behandelt. Das verstehe ich auch. Leider ist es in vielen Arztpraxen auch so. Man bekommt ein paar Minuten Behandlungszeit und ist wieder draußen. Man spürt kein Interesse, keine Anteilnahme, nichts. Da zeigt der Automechaniker, der sich um meinen Wagen bemüht, fast schon mehr Interesse. Aber bei Dr. Sopov, also Igor, wie ich ihn nennen darf, ist es anders. Es ist eine Praxis, in der man als Mensch wahrgenommen und behandelt wird. Vielleicht liegt es daran, dass er aus Russland kommt. Vielleicht geht man da anders miteinander um. Ich weiß es nicht, aber ich weiß, dass ich ihm vertraue, zu 100 Prozent. Er wird mir helfen.

Ich hätte längst ehrlich zu ihm sein sollen. Ich hätte klarstellen müssen, dass ich das verdammte Tamoxifen nicht nehme. Igor hat ja immer gefragt, wie es mir geht und ob alles in Ordnung ist. Ich habe »bombig« und »klasse« gesagt, aber nicht, dass ich die Medikamente nicht nehme. Ich wollte mich mit dem Thema einfach nicht auseinandersetzen. Jetzt muss ich es, das wird mir immer klarer. Ich mache mich zwei Wochen später auf den Weg zur Praxis meines Hausarztes.

*

Ich gelte als Notfall, mal wieder. Die Operation duldet keinen Aufschub. Ich muss so schnell wie möglich einen Termin bekommen, auf jeden Fall noch in diesem Jahr.

Als ich Anfang Dezember 2016 zu Igor in die Praxis gehe, ist in der Innenstadt schon der Weihnachtsmarkt aufgebaut. Es riecht nach Würstchen, Glühwein und Gewürzen. Ich liebe die Adventszeit und freue mich darauf, in den nächsten Wochen mit Martin, Alina und Zoé May abends hier langbummeln zu können. Wie Zoé May wohl auf die Lichter reagiert? Ich möchte mindestens jeden Samstag auf den Markt gehen und viele Freunde treffen. Im letzten Jahr ist ja alles ausgefallen. Da fand die Adventszeit nur zu Hause auf 90 Quadratmetern statt. Dieses Jahr will ich alles nachholen, die ganze herrliche Glitzerstimmung genießen. Weihnachtsmarkt ist nur eine Sache. Ich will auch viel backen, Kuchen und natürlich jede Menge Plätzchen für die Kinder. Die Wohnung ist längst geschmückt. Ich mache das so gern und habe uns auch einige neue Deko gekauft. Alles in Grau und Weiß, passend zu unseren hellen schönen Möbeln. Ich freue mich so.

Ich ahne in der Praxis nicht, dass meine Adventsstimmung auch dieses Jahr getrübt sein wird. Denn als ich Igor meine eigenmächtige Entscheidung beichte, sieht auch er mich ernst an.

»Dann musst du operiert werden«, sagt er sofort.

»Was? Wieso?«, frage ich.

»Dir werden die Eierstöcke und Eileiter entfernt. Das ist der einzige Weg. Da du die Tabletten nicht genommen hast, hast du weiter deine Periode bekommen. Der Körper schüttet dabei Hormone aus, und das ist bei einem hormonellen Brustkrebs zu riskant. Mit der OP schalten wir das aus, und zwar so schnell wie möglich.«

»Aber nicht mehr in diesem Jahr. Es ist Weihnachten.«

»Wir können keine Zeit verlieren. Ich kümmere mich sofort um einen Termin.«

»Bitte nicht«, murmele ich und bin traurig. Damit habe ich nicht gerechnet. Wieder Krankenhaus, wieder Schmerzen. Ich möchte so gern endlich wieder Normalität.

Igor legt mir die Hand auf die Schulter.

»Komm, Yvonne. Du hast schon so viel geschafft. Das packst du auch, ganz sicher.«

Und dann erklärt er mir noch einmal ganz in Ruhe, warum ich um die OP nicht herumkomme, und mit jedem seiner Sätze wird mir klar, dass ich es machen muss. Ich hatte die Wahl. Mit den Tabletten hätte ich den Eingriff vermeiden können. Jetzt ist es zu spät. Ich trage selbst die Schuld.

*

Am 28. Dezember 2016 werde ich operiert. Ich gelte als Notfall, sonst hätte man mich zwischen den Jahren nicht unters Messer gelegt. Der Eingriff gilt als Routineeingriff. Ich muss nur vier Tage in der Klinik bleiben und darf an Silvester wieder nach Hause. Die Operation wird durch den Bauchnabel und mit winzigen Seitenschnitten durchgeführt. Ich erhole mich schnell. Am Silvesterabend kann ich zwar noch nicht gut sitzen, und bei jeder Bewegung ziept es im Bauch, aber ich fühle mich ansonsten ganz gut.

Alina feiert bei einer Freundin. Martin hat uns Würstchen und Kartoffelsalat gemacht. Wir machen es uns gemütlich und sehen eine Silvester-Gala im Fernsehen. Zoé May schläft friedlich in ihrem Zimmer.

In wenigen Stunden geht das Jahr zu Ende. Ich habe mir einen anderen Abschluss erhofft. Vor genau einem Jahr lag ich auch unter der Decke auf dem Sofa und habe ferngesehen. Die gleiche Show, die gleiche Stimmung. Ich war noch schwach und angegriffen, hatte damals noch die letzten Bestrahlungen vor mir. Aber ich war mir sicher, dass es danach bergauf geht und mit 2016 ein wunderbares neues Jahr vor mir liegt. Das hat geklappt. Aber was kommt jetzt?

»Was wünschst du dir für das neue Jahr?«, fragt mich Martin. Er scheint meine Gedanken zu erahnen.

»Ich habe ja nur noch einen Wunsch: Ich möchte gesund sein. Das habe ich mir schon im vergangenen Jahr gewünscht, und lange Zeit habe ich geglaubt, dass mein Wunsch in Erfüllung gegangen ist. Erinnerst du dich an unseren Urlaub an der See?«

»Du meinst das Wochenende im Oktober?«

»Ja, ich war so froh, weißt du, ich hätte keine Sekunde

daran gedacht, dass ich jetzt wieder hier liege, frisch operiert, und eigentlich weiß ich jetzt wieder nicht, was vor mir liegt.«

»Ja, wir hatten mächtig Spaß in diesen drei Tagen. Und sag mal, du warst doch richtig fit. Eigentlich genauso wie früher, vor der Krankheit.«

»Ja … nicht ganz. Aber ich habe mich schon sehr, sehr gut gefühlt. Das stimmt. Aber jetzt habe ich das Gefühl, es nimmt alles kein Ende. Meinst du, mit der OP ist jetzt Schluss mit solchen Eingriffen?«

»Igor hat doch gesagt, dass jetzt deine Hormonproduktion nahezu auf null gedreht ist. Es geht dir jetzt so wie allen Frauen nach den Wechseljahren, und die leben gut, meine Liebe.«

»Ja, wenn ich an Linda, Papas Freundin, denke, die hat überhaupt keine Beschwerden. Oder ihre Freundin Karin, die ist 60 und absolut fit. Wenn ich so bin, klage ich nicht.«

»Also, dann freue dich, dass du jetzt alles hinter dir hast. Jetzt bist du mit allem durch. 2017 wird dein Jahr. Also, was wünschst du dir? Sei mutig, überlege dir etwas.«

Martin hat die Sektflasche schon kalt gestellt. Ich sehe auf die Uhr. Noch zehn Minuten. Dann stoßen wir auf das neue Jahr an. Er hat ja recht. Jetzt ist es vorbei. Ein paar Tage wird es in meinem Bauch noch zwicken, und dann ist die OP Vergangenheit. Ohne diese Organe kann man gut leben. Ich werde keine Beschwerden haben.

Plopp! Der Korken knallt, und aus der Flasche sprudelt der Sekt. Mit dem Glas in der Hand stehe ich wenig später auf dem Balkon. Martin hat mir die Wolldecke über die Schultern gelegt. Und dann stehen wir eng aneinandergekuschelt und sehen in die kalte sternenklare Nacht. Im Fernseher werden die Sekunden gezählt.

Neun, acht, sieben, sechs … ich sehe den Polarstern, den Großen Wagen. Wie unendlich das Universum ist und wie klein die Erde. Wie winzig sind wir Menschen und wie unwichtig ist unser Schicksal. Wir sind ein verschwindend kleiner Teil des Ganzen. Die Erde dreht sich weiter, mit mir und ohne mich. Wir sind alle nichts, Staubkörner, die der Wind des Lebens davonbläst. Warum nehmen wir uns nur so wichtig? Und was nehmen wir insgesamt wichtig? Das neue Auto, ein neues Kleid, die passende Frisur? Wir Menschen sind unfassbar dumm.

Fünf, vier, drei, zwei … ich bin froh, dass ich Kinder habe. In ihnen lebe ich weiter, und etwas von mir bleibt ein bisschen länger auf der Welt.

Peng!

»Frohes neues Jahr, mein Schatz!«

Martin stößt mit dem Glas an, küsst mich liebevoll auf den Mund. »Du bist das Beste, das mir passieren konnte. Und glaube mir, 2017 wird nicht nur dein Jahr, es wird auch unser Jahr, unser Jahr als Familie. Ich freue mich auf jeden neuen Tag.«

Und dann zischt, knallt und quietscht es, am Firmament malen Raketen kunterbunte Blumensträuße in die Dunkelheit, begleitet von dumpfem Donnerhallen und herrlich verrückten Knallereien.

Von dem Nachbarbalkon winken uns Menschen zu.

»Frohes neues Jahr!«, ruft Martin. Ich winke zurück. Sie werfen uns Kusshände zu. Gegenüber steht eine Familie im Garten, und der Vater zündet eine Rakete nach der anderen, während die Kinder die ganze Zeit vergnügt in die Hände klatschen. Nächstes Jahr wird vielleicht auch Zoé May schon in den Himmel gucken wollen. Noch schläft sie friedlich in ihrem Zimmer. Der Raketenlärm erreicht sie nicht. Ich freue mich auf 2017. Martin hat recht. Ich habe es geschafft.

Kapitel 12

»Ab Sommer kannst du mit mir rechnen! Aber ich kann nur die Vormittagsschicht machen oder eben abends kommen. Da ist Martin zu Hause.«

Ich stehe vor dem Supermarkt und bin gerade meinem ehemaligen Chef in die Arme gelaufen. Er hat ein kleines Bistro, in dem ich schon mal vor ein paar Jahren gearbeitet habe. Ich könnte gut wieder bei ihm einsteigen. Das Lokal ist hübsch, es kommen angenehme und eher ruhige Gäste, und er hat sein Personal immer sehr fair behandelt. Ich würde auch gern wieder bei der Hella arbeiten. Ich liebe die Firma. Aber die Frühschicht kann ich mit Zoé May nicht mehr machen, und nachmittags haben sie nichts frei. Jetzt, als mir Carlos, mein Ex-Chef, gegenübersteht, denke ich sofort: Das könnte passen, und bin gespannt, ob er mich als Arbeitskraft gebrauchen kann.

Carlos, ein großer, immer sehr schick gekleideter Mann mit modischem Bart und kurz rasierten Haaren, geht auch sofort darauf ein.

»Lass mich meine Pläne durchsehen, und dann besprechen wir alles. Was heißt denn Sommer konkret? Kannst du schon im Juli? Da sind Ferien, und ich muss das Personal aufstocken.«

Ich nicke. Wir stehen beide an seinem blauen Lieferwagen mit der Firmenaufschrift, stützen uns auf unsere Einkaufswagen und schmieden bereits Pläne.

»Klar, kann ich im Juli. Alina ist schon groß. Erinnerst du dich noch, wie alt sie damals war? Ein Kleinkind.«

»Ja klar, das weiß ich noch. Einmal hast du sie mitgebracht, weil du niemanden für die Betreuung hattest, und sie war superlieb, hat die ganze Zeit gemalt, und ich glaube, uns sogar geholfen.«

Ich muss schmunzeln. Schön, dass er sich daran noch erinnern kann. Es stimmt wirklich. Alina war einmal mit und hat in der Küche geholfen. Wie das damals aussah, weiß ich noch genau. Sie hat mit ihren winzigen Händchen in der Küche die Geschirrtücher gefaltet. Carlos hat ihr etwas gegeben, das nicht heiß, nicht spitz und nicht flüssig war. Es hat geklappt. Es lagen zwar später alle Tücher durcheinander, aber sie hatte das Gefühl, richtig gearbeitet zu haben, und ich habe nach Feierabend schnell alles wieder ordentlich zusammengelegt.

»Wie alt ist sie jetzt?«

»16, aber sei unbesorgt, sie geht mittlerweile schon ihre eigenen Wege. Ich muss sie nicht mehr mit zur Arbeit nehmen.«

Alina ist groß, Zoé May geht zu einer Tagesmutter, und ich kann vormittags problemlos und auch abends, denn dann kann Martin Zoé May ins Bett bringen.

Für Carlos scheint das zu passen. Er wirkt ernsthaft interessiert.

»Hast du meine Handynummer? Es ist noch die von damals. Schreibe mir am besten eine WhatsApp mit dem Monat, ab dem du kannst.«

»Du weißt, dass ich krank war?«, frage ich jetzt direkt.

»Klar, es stand ja in der Zeitung!« Mit einem Augenzwinkern streicht er mir über den Oberarm. »Ich hatte nie Zweifel, dass du es packst. Ich wusste, dass du kämpfen kannst. Von Freunden habe ich gehört, dass ihr beide gesund seid. Das hat mich riesig gefreut.«

Gesund? Einen Moment zögere ich. Bin ich gesund? Ich bin krebsfrei, aber ist das auch gesund? Aber soll ich das jetzt diskutieren?

»Ja, es geht uns beiden gut. Wir wollen den Sommer genießen.«

»Aber zeitweise auch in meinem Bistro, nicht vergessen. Melde dich. Ich freue mich.«

Carlos lacht mich jetzt richtig an, und zum Abschied meint er:

»Übrigens siehst du richtig klasse aus. Die kürzeren Haaren stehen dir gut. Dir sieht wirklich niemand an, was du durchgemacht hast.«

Ich bin ganz gerührt. So viele Komplimente auf einmal machen mich verlegen.

»Ach so«, meint er noch schnell, bevor er seinen leergeräumten Einkaufswagen zurückrollt. »Kannst du eigentlich tragen? Ich meine das vollgepackte Tablett?«

Ich grinse ihn an. »Meinst du, ich würde dich sonst um einen Job fragen? Ich bin fit, glaube mir. Die Therapie ist beendet. Das Thema Vergangenheit. Ich rufe dich an.«

Als ich nach Hause fahre, spielen sie im Radio Robbie Williams.

I love my life
I am powerful
I am beautiful
I am free
I love my life
I am wonderful
I am magical
I am me
I love my life

Ich liebe den Song. Er ist so positiv und passt genau in meine Stimmung. Letztes Jahr hätte ich den Refrain nicht aus vollem Herzen mitgesungen. Aber heute ist das anders. Ich liebe mein Leben wieder. Es ist *magical and wonderful*, und bei der letzten Zeile macht mein Herz einen kräftigen Satz nach oben.

And finally, I'm where I want to be.

Das ist so wahr. Ich bin da, wo ich immer sein wollte. Ich habe den besten Partner, den ich mir vorstellen konnte, zwei wunderbare gesunde Kinder, und wenn ich demnächst wieder arbeiten kann, dann reicht auch wieder das Geld für den einen oder anderen Traum, den wir uns erfüllen wollen. Es geht mir gut.

I love my life …

*

Fünf Zimmer, eine zauberhafte kleine Terrasse und ein eigenes Stück Garten. Ich verliebe mich sofort in dieses Haus. Heute früh hat Martin erst davon gehört, dass es zu vermieten ist, und jetzt stehen wir bereits davor. Martin hat mich nach der Arbeit abgeholt, und wir sind sofort hierhergefahren.

»Du, das ist das Richtige«, sage ich zu Martin, und er nickt. »Mir gefällt es auch super!«

Wir sind seit einigen Wochen auf Wohnungssuche. Allerdings ohne Druck. Wir wohnen auch im Moment schön. Aber wir haben nur einen Balkon und wünschen uns für Zoé May einen Garten. Ich möchte ihr darin einen Pool aufbauen, ein kleines Gartenhäuschen, vielleicht eine Schaukel.

»Das Haus ist 46 Jahre alt. Da müssen wir bestimmt noch viel renovieren«, gibt Martin zu bedenken.

»Das macht nichts. Wenn es oben drei Schlafzimmer hat, wäre es ideal. Es scheint weiße Türen zu haben. Da passen unsere Möbel perfekt hinein.«

»Ich rufe heute Abend noch an und frage nach einem Termin. Die Telefonnummer vom Vermieter habe ich.«

»Das ist klasse, mein Schatz. Du weißt ja, wie sehr ich von einem Haus mit Garten träume. Es wäre zu schön, wenn das klappt. Aber können wir uns das leisten?«

»Es kostet nur 200 Euro mehr als unsere Wohnung, und wenn ich im Mai den neuen Job anfange, verdiene ich viel besser als bisher. Das packen wir«, sagte Martin.

»Ja, und ich arbeite ja auch bald wieder. Da kann ich noch ein paar Hundert Euro zusteuern. Oh Martin, es wäre zu schön.«

Als wir zurück nach Hause kommen, hat Martin schon den Besichtigungstermin gemacht. Wir sind beide überglücklich und zeigen Alina die Bilder, die wir rasch mit dem Handy gemacht haben.

»Ab wann können wir da einziehen?«

»Zum 1. Mai. Aber freue dich nicht zu früh. Noch ist nichts geklärt.«

Doch Alina darf sich freuen. Martin klemmt sich so sehr hinter dieses Haus, dass wir zwei Wochen später tatsächlich den Mietvertrag unterschreiben können. Papa hat uns die Kaution geliehen. Wir ziehen um! Eigentlich wollte ich mich im Mai um einen Job kümmern, statt bis Juli zu warten, um im Bistro von Carlos anzufangen. Aber eine neue Arbeit neben einem neuen Haus, das würde mir zu viel.

»Weißt du«, sage ich zu Martin. »Ich warte mit der Jobsuche bis nach dem Umzug. Im April räumen wir hier alles aus, und den Mai nutze ich, um das Haus wirklich fertig einzurichten. Im Juli kann ich dann bei Carlos anfangen, zumindest werde ich ihm das vorschlagen.«

»Aber höchstens halbtags«, meint Martin. »Sag ihm das gleich. Du musst dich langsam an die Arbeit gewöhnen. Mache das ein halbes Jahr, und wenn es dir dabei gut geht, kannst du immer noch mehr Stunden machen.«

*

»Mama, was ist los?« Alina steht vor mir und sieht mich aufgeregt an. »Was hast du? Fühlst du dich nicht gut?«

Ich hatte mich kraftlos aufs Sofa legen müssen und die Augen geschlossen. Schnell richte ich mich auf.

»Mama, was soll das? Irgendetwas stimmt doch nicht. Mama, ich bin 17, und ich möchte nicht immer angeschummelt werden. Früher war das vielleicht ganz gut. Aber mittlerweile bin ich alt genug für die Wahrheit.«

Sie klingt richtig energisch, meine Große, steht jetzt mit

den Händen in den Hüften vor mir und sieht mich auffordernd an. Ich soll reden. Aber ich mag nicht.

In zwei Wochen kommt der Umzugswagen, in der ganzen Wohnung stapeln sich die halbfertig gepackten Kartons, und ich habe das Gefühl, dass mir alles über den Kopf wächst.

Zoé May schläft seit zwei Stunden. Ich hätte wunderbar die beiden Schränke im Flur ausräumen können. Das habe ich mir nämlich für den Nachmittag vorgenommen. Doch schon als ich den ersten Karton gepackt habe, wurde mir schwummerig, und ich musste mich hinlegen. Wie soll das denn weitergehen? Martin ist seit zwei Wochen jeden Abend nach dem Job im Haus, streicht die Wohnung, schleift die Böden ab, versetzt sogar Wände. 150 Quadratmeter müssen renoviert, Teppiche herausgerissen und Laminat gelegt werden. Vor zehn Uhr kommt er nicht heim. Dann isst er noch schnell etwas und verschwindet gleich im Bett. Morgens um vier klingelt der Wecker. Wie soll der arme Kerl das durchhalten? Alina fährt jeden Nachmittag rüber und hilft ihm … und ich? Was mache ich? Ich liege hier und habe Mühe, nicht fest einzuschlafen. Ich bin ständig hundemüde und irgendwie überhaupt nicht belastbar. Ich schäme mich.

»Ach Schatz, ja, ich will ehrlich sein. Ich fühle mich wirklich nicht gut. Ich bin ständig schlapp und schaffe nicht annähernd, was ich mir morgens vornehme.«

Alina setzt sich jetzt zu mir auf das Sofa. »Mama, das macht doch nichts. Wir packen das auch so. Martins Freunde sind da, und Sabine und Britta kommen auch. Wir kriegen das hin, auch ohne dich.«

Sie streicht mir jetzt liebevoll eine Locke aus der Stirn.

»Außerdem kümmerst du dich doch um Zoé May. Das ist doch auch wichtig.«

»Aber Liebes, ich will doch auch fit sein und mitmachen. Ich will, dass endlich alles wieder so ist wie früher. Und was ist? Ich liege wieder nur auf dem Sofa. Heute schon den ganzen Nachmittag.«

»Ich weiß, dass du das willst, Mama, aber sei doch nicht ungeduldig.«

Ich nehme mein großes Mädchen in den Arm, drücke es ganz fest an mich.

»Ich wollte dich nie anlügen, nur schonen. Glaubst du mir das?«

»Ja klar. Ich weiß das. Du dachtest, ich bin noch klein und kriege nichts mit. Aber ich habe alles mitbekommen und mir immer nur gedacht, warum sagt ihr mir nicht einfach, was los ist. Aber das ist jetzt alles vergessen. Nur bitte«, und Alina sieht mich jetzt ernst an. »Bitte mache das nicht wieder. Ich mache mir immer viel mehr Sorgen, wenn ich das Gefühl habe, ihr beide verbergt etwas vor mir.«

»Das verstehe ich. Versprochen, Alina, du hörst nur noch die Wahrheit.«

Meine Tochter drückt mir jetzt einen Kuss auf die Wange. »Und die Wahrheit ist, dass ich dich lieb habe, Mama. Komm, ich mache uns etwas zu essen.«

Mit einem Satz ist Alina in der Küche und macht uns Rühreier.

»Wie weit ist Martin mit der Treppe gekommen?«, rufe ich ihr hinterher.

»Noch heute und morgen, dann ist er fertig. Die sieht übrigens toll aus!«, ruft Alina zurück.

»Apropos Ehrlichkeit. Bitte vergiss bei dem ganzen Umzugstheater bloß nicht die Schule. Die ist wichtiger. Du brauchst ein gutes Zeugnis.«

»Ich weiß, Mama, nee, das vergesse ich nicht. Willst du hier essen, oder soll ich dir das Rührei bringen?«

»Ich komme schon. Und morgen geht's mir bestimmt besser.«

Es ist dieses Auf und Ab, das mir zusetzt. Es gibt Tage, da laufe ich in die Stadt, schaffe alle Einkäufe, verabrede mich mit einer Freundin und kümmere mich abends um den Haushalt. Alles geht mir von der Hand. Ich hole Zoé May von der Tagesmutter ab, füttere sie, lege sie ins Bett, spiele mit ihr, albere herum, fühle mich super. Und dann gibt es Tage, da geht nichts mehr. Ich habe Mühe, morgens den Tisch abzuräumen, und muss mich quälen, wenn ich mit Zoé May die Treppe hinuntergehen will. Ich fühle mich chronisch müde, ausgebrannt, erschöpft. Ich habe manchmal keine Kraft, mich auch nur eine halbe Stunde auf den Beinen zu halten, und liege mehr oder weniger den ganzen Tag auf dem Sofa. Wenn Martin kommt, koche ich für uns noch etwas, aber oft schiebt er mich schon vom Herd weg, weil er sieht, dass es mir eine ungeheure Mühe bereitet, das Essen zu Ende zu kochen.

Und in den letzten Wochen werden diese trostlosen Tage immer mehr. Aber warum bloß? Ich habe das Gefühl, es geht nicht bergauf, sondern bergab.

»Das ist das kalte Wetter. Das bremst alle aus. Keiner hat bei dem Dauerregen und der Kälte Elan«, tröstet Martin mich. »Warte mal ab, wenn es warm ist. Dann bist du auch wieder fit und wirst dich in die Gartenarbeit stürzen.«

»Vielleicht ist es auch etwas anderes«, sage ich nachdenklich.

»Vielleicht ist es auch die Psyche, wie Dr. Sopov uns gesagt hat. Du grübelst zu viel, meine Süße. Denke an die gute Nachricht: Du bist krebsfrei.«

Wir sitzen vor dem Fernseher. Es läuft ein »Tatort«. Es ist seit Wochen der erste Abend, an dem Martin um diese Zeit zu Hause ist. Er hat sich einen Saft hingestellt. Ich trinke ein Wasser. Dazu knabbern wir gesunde Nüsse.

»Es ist schon ein bisschen her, dass Dr. Sopov uns das gesagt hat. Vielleicht ist mittlerweile alles ganz anders«, knüpfe ich noch mal an unser Gespräch an.

»Was denkst du?«, will Martin jetzt wissen. »Ist irgendetwas passiert?«

Ich nicke.

»Was?« Martin hat mit der Fernbedienung den Fernseher leise gestellt.

»Was?«, wiederholt er.

»Ich weiß es nicht, aber ich habe eine ganz heiße Brust. Das war noch nie so. Ich habe das Gefühl, sie kocht innerlich.«

Martin schiebt seine Hand in den Ausschnitt meiner Bluse. »Ich weiß nicht, ich spüre das nicht. Vielleicht bildest du dir das auch nur ein.«

Er zieht mich jetzt an sich. »Komm mal her, Süße. Ich glaube, es ist einfach alles zu viel für uns alle. Wenn wir erst einmal umgezogen sind, wird es dir besser gehen. Ganz bestimmt.«

»Vermutlich hast du recht. Aber hier«, ich lege Martins Hand noch einmal auf meine rechte Brust. »Hier, fühl mal, das fühlt sich an wie ein Ei.«

Martin streicht mit zwei Fingern über die Oberseite meines Busens.

»Fühlst du es auch?«

Er schüttelt den Kopf. »Nee, ich fühle nichts. Da ist eine kleine Stelle. Aber nichts Auffälliges. Dr. Sopov sagt, es ist alles in Ordnung. Er weiß es am besten.«

»In zwei Wochen muss ich wieder zur Mammographie. Dann wissen wir mehr.«

»Schatz, komm, du bist optimal behandelt. Die Operation im Dezember war genau das Richtige. Bei der letzten Untersuchung war alles bestens. So schnell kommt der Krebs nicht zurück. Vielleicht machst du doch noch einmal eine Therapie, um das Ganze besser verarbeiten zu können. Du musst wieder positiv denken lernen.«

Ich kuschele mich ganz eng an Martin. Keine zwei Minuten später sitzt auch Alina bei uns. Ich nehme ihre Hand. So ist es gut. Rechts habe ich Martin, links Alina. Ich bin so froh, dass ich nicht allein sein muss. Martin wird recht haben. Dr. Sopov irrt nicht.

*

»Wieso sagst du das, Papa?« Ich blicke meinen Vater mit blitzenden Augen an. »Erwerbsminderungsrente? Ich bin gerade 40 Jahre alt geworden. Das ist etwas für alte Menschen.«

»Oder für die, die nicht richtig arbeiten können«, entgegnet er mir ganz ruhig.

Papa ist heute an diesem herrlichen Maitag, kurz nach der Mammographie, vorbeigekommen, um mir ein paar Gartenblumen zu bringen. Seit einer knappen Woche leben wir in unserem Traumhaus, und es hat viel besser geklappt, als ich es erwartet hatte. Unsere tollen Freunde haben am Umzugstag so kräftig angepackt, dass wir uns schon an unserem ersten Abend im neuen Zuhause wohlfühlen konnten. Alles stand am richtigen Platz, die ersten Kartons waren schon ausgeräumt, und wir haben uns, natürlich total erschöpft, aber auch innerlich sehr zufrieden, um Mitternacht auf das Sofa gekuschelt und dankbar mit einem Glas Sekt auf den neuen Lebensabschnitt angestoßen. Unser neues Zuhause ist auch richtig schön geworden. Martin hat wirklich unfassbar viel geleistet. Wir haben im ganzen Haus neue Fußböden, die Türen sind frisch lackiert, und die Küche ist perfekt eingebaut. Sogar die Terrasse hat eine neue Einfassung, und dafür sind Papas Blumen, die er mir schon hinausgetragen hat.

Ich freue mich sehr über die Blumen und darüber, dass er sich heute mal die Zeit nimmt, mit mir einen Kaffee zu trinken. Ich habe Erdbeerkuchen gekauft, und jetzt sitzen wir hier zu zweit unter dem Sonnenschirm, und mir geht erst langsam auf, dass sein Besuch nicht zufällig ist. Er will mir etwas beibringen, möglichst schonend, und nutzt dazu den Vorwand, mir Blumen zu schenken. Eine Sekunde lang bin ich richtig ein bisschen wütend, weil er mich als krank und arbeitsunfähig abstempelt. Aber in der zweiten Sekunde ist meine Wut schon verraucht, und ich versuche, das Thema sachlich zu sehen. Papa ist ein superlieber Mensch. Er würde mir nie etwas Böses wollen. Wenn er so etwas sagt, will er mir helfen und mir nicht schaden.

»Aber ich kann richtig arbeiten!«, entgegne ich ihm und merke selbst, dass der Satz allzu trotzig aus meinem Mund kommt.

»Mein liebes Kind, jetzt höre mir einfach mal zu«, sagt Papa jetzt ungewöhnlich ernst und legt auch gleich die Kuchengabel zur Seite und sieht mich fest an. »Du bist zu 80 Prozent schwerbehindert. Erinnere dich! Die Sozialarbeiterin vom Krankenhaus hat dir das gleich nach der ersten OP gesagt und einen Antrag für dich gestellt. Du hast einen Ausweis. Das musst du akzeptieren. Es hilft nichts, immer davor wegzulaufen.«

Ich halte dem Blick nicht stand, sehe auf meinen Teller und schiebe mir nervös den Kuchen in den Mund.

»Ich laufe nicht davor weg«, sage ich leise und spüre, dass mir die Tränen kommen. »Aber ich will ein normales Leben, Papa. Mit Arbeit und Kollegen. Ich will auch mal wieder vor die Tür. Das kann man doch wohl verstehen.« Die letzten zwei Sätze bekomme ich kaum mehr richtig formuliert, so sehr zittert mir der Kiefer. Ganz offenbar hat mein Vater die wunde Stelle bei mir gefunden.

»Papa, ich will arbeiten, ich will einen ganz normalen Job haben. Ohne Krankenrabatt. Ich will nur das machen, was alle anderen Menschen auch machen.«

Papa atmet jetzt tief durch. Dann nimmt er geduldig meine Hand.

»Ich weiß, was du willst, Kleines. Aber du musst mit dir geduldiger sein. Seit Januar machst du riesengroße Pläne. Anfangs wolltest du einfach dort weitermachen, wo du aufgehört hast. Du hast wirklich gedacht, du bewältigst so eine schwere Krankheit mit links, bringst nebenbei noch ein Kind zur Welt, stehst auf und gehst wieder zur Arbeit. So geht es aber nicht. Du musst langsam versuchen, wieder zu Kräften zu kommen – nicht mit dieser Hauruck-Methode.«

»Was heißt denn Hauruck-Methode«, entgegne ich. »Ich habe die Diagnose im März 2015 bekommen. Das war vor mehr als zwei Jahren. Ist das Hauruck für dich?«

»Du hast keine Grippe gehabt, sondern eine schwere Krankheit. Vergiss das nicht. Liebe Yvonne, du musst dich freuen, dass du lebst, ein gesundes Kind hast und es dir überhaupt so gut geht wie im Moment. Greife nicht länger nach den Sternen. Wach auf, sei dankbar und genieße das, was du genießen kannst.«

Papa zeigt jetzt mit der rechten Hand hinüber in den Garten. »Sieh doch, wie schön das hier alles ist. Es blüht so prächtig, und du hast ein wunderschönes Heim gefunden. Das ist doch großartig, und das ist deine Normalität. Und die gilt. Nicht das, was für andere Menschen normal ist. Du bist nicht gesund wie die anderen. Damit kannst du dich einfach nicht messen, vermutlich – und ich will ehrlich sein, Kind – vermutlich nie mehr.«

Einen Moment lang bin ich wirklich sprachlos. Es ist Mai, draußen ist es nach diesem langen kalten Frühling seit einiger Zeit wirklich schön. Ich genieße das alles viel intensiver als früher. Ich rieche die Erde, die samtige Luft, die Blüten. Ich nehme alles so intensiv war, spüre es mit jeder Faser meines Herzens. Die Natur durchdringt mich. Ich bin eins mit ihr. Das ist neu in meiner Wahrnehmung. Natürlich habe ich mich früher auch über den Sommer gefreut und bin gern im Park spazieren gegangen. Aber ich war mehr ein Zuschauer. Ich habe das Aufblühen, Wachsen und Sterben der Natur beobachtet und bestaunt wie ein Besucher im Zoo die Tiere. Ich war amüsiert, unterhalten, manchmal gelangweilt. Aber ich stand am Zaun. Jetzt bin ich im übertragenen Sinn im Gehege. Ich mache mit. Ich bin dabei. Ich erlebe. Und ich weiß auch, warum das so ist. Weil ich begriffen habe, dass ich keine Dauer-Eintrittskarte habe. Ich fühle mich wie ein Besucher, der lange für ein Tagesticket gespart hat und jetzt in der begrenzten Zeit alles ansehen möchte. Um 19 Uhr schließt der Zoo, und er möchte möglichst viel sehen für sein Geld, und die Uhr tickt unaufhörlich, und er weiß, dass er vermutlich nie mehr wieder in den Zoo kommt. Also steht er an den Gehegen und versucht, sich alles, was er zu sehen bekommt, ganz intensiv einzuprägen. Er sieht genau hin, entdeckt auch Details, die die anderen Zuschauer gar nicht wahrnehmen. Er ist empfänglich für alles, versucht, die Eindrücke festzuhalten, saugt sie in sich auf und genießt jede Sekunde.

So geht es mir auch. Ich lebe und fühle viel intensiver als früher, und wenn ich »früher« sage, meine ich immer die Zeit vor der Diagnose. Ich sehe nicht nur, wie man so schön sagt, die Welt mit anderen Augen. Ich selbst bin eine andere geworden. »In ständiger Angst zu leben verändert die Psyche«, habe ich kürzlich in einem Buch gelesen. Es stimmt. Mir hat es das Unbeschwerte, Leichte genommen. Wer sich immer an einer Abrisskante bewegt, wird vorsichtig und überlegt sehr genau, wohin er tritt.

Aber ich habe auch etwas gewonnen. Mein intensives Erleben. Und ich habe noch etwas gelesen. »Nichts prägt uns so sehr wie bewältigte Krisen.« Das Erfahren der eigenen Stärke macht stark. Ich bin sicher, dass mich nichts mehr umhaut. Vielleicht nicht mal mehr der Tod. Ich habe ihm zu oft ins Gesicht gesehen. Anfänglich eine bitterböse Fratze, ist er zu meinem Begleiter geworden, mit dem ich gelernt habe umzugehen. Er ist da, ich gehe achtlos an ihm vorbei, würdige ihn kleines Blickes. Aber ich weiß, er ist da.

Das gilt natürlich für jeden Menschen. Jede Sekunde kann für jeden von uns alles zu Ende sein. Wir haben alle den Tod im Zimmer. Aber bei mir hat er sich eine Zeit lang richtig breitgemacht und ist aufdringlich geworden. Ich habe ihn ermahnt wie einen ungebetenen Gast und ihn aufgefordert, gefälligst bescheidener zu sein. Das hat geklappt. Aber der Tod ist ein undisziplinierter Geselle, und man weiß nie, wann er wieder aufmüpfig wird. Deshalb ist es wichtig, dass ich ihm selbstbewusst entgegentrete. »Ich habe hier die Hosen an, und du bist jetzt gefälligst etwas zurückhaltender« ist meine Grundstimmung – und so handele ich auch. Das meine ich damit, wenn ich sage, ich bin seit der Krankheit eine andere geworden. Ich bin auf der einen Seite empfindlicher, emotionaler, schneller zu berühren. Es fließen auch schneller die Tränen. Das kenne ich so nicht von mir. Ich bin aber auf der anderen Seite auch stabiler, durchhaltefähiger und ausdauernder geworden. Ich habe ein Wunder erlebt. Zoé May ist gesund. Warum soll es nur ein Wunder geben? Ich glaube, dass auch ich gesund bin. Im Moment bin ich krebsfrei, und wenn das fünf Jahre so bleibt, gelte ich nach medizinischen Maßstäben als gesund.

»Okay Papa, vielleicht hast du recht. Vielleicht brauche ich etwas mehr Geduld.«

»Ich freue mich, dass du das auch so siehst«, sagt mein Vater in seiner gewohnt ruhigen Art. »Deshalb habe ich dir auch schon Anträge mitgebracht.«

Jetzt bin ich baff. Er hat schon alles vorbereitet. So ein Schlawiner. Während ich mir nur Gedanken mache, wo ich arbeiten kann, hat er mich bereits mit einer Erwerbsminderungsrente ausgestattet. Ich möchte wetten, dass er das zusammen mit Martin ausgeheckt hat.

»Ach Papa, ist ja gut. Lass das alles hier. Ich lese mir das nachher durch, und wenn ihr es alle für richtig haltet, fülle ich das auch aus.«

»Die Arbeit läuft nicht weg. In ein, zwei Jahren ist auch noch welche da«, albert er und isst jetzt sichtlich zufrieden seinen Kuchen auf.

Kapitel 13

»Na los, du bist dran!«, rufe ich, so laut ich kann, und werfe Martin den orangefarbenen Volleyball zu. Der baggert ihn sofort mit beiden Händen zu Alina. Mit einem Satz ist sie da und lupft ihn über das Netz. Sieg für uns. Alina strahlt und fällt mir um den Hals. »Klasse, Mama. Wir haben Martin mal gezeigt, was Frauenpower ist.«

»Revanche?«, fragt er lachend. Wir nicken beide zeitgleich und nehmen unsere gewohnte Hockhaltung ein. Es kann losgehen. Aufschlag. Eins, zwei, drei. Dieses Mal geht das Match an Martin. Verdammt! In gespielter Siegerpose baut er sich schon vor dem Netz auf. Alina kichert vergnügt. »Komm, schnell ein Foto«, ruft sie ihm zu und hat schon ihr Handy aus der Tasche gefischt. Martin geht darauf ein, posiert jetzt wie ein Baywatch-Star, während Alinas Handy im Sekundentakt klickt. »Das reicht ja für eine ganze Ausstellung«, flachse ich. Es ist herrlich, dass sie sich so gut verstehen und wir eine richtig tolle kleine Familie sind.

»Aber du wirst dich noch wundern«, ruft Alina ihm zu. »So schnell geben wir uns nicht geschlagen.«

Martin sieht klasse aus in seinen dunkelblauen Shorts und dem weißen Shirt. Die Haare trägt er neuerdings raspelkurz.

Ich mag das. Es gibt ihm etwas Männliches, und es passt zu seinem schön geschnittenen Gesicht, den herrlich blauen Augen und seinem eigentlich immer freundlichen Lächeln.

»Martin, der Sonnyboy« hat mein Vater von Anfang an immer gesagt, und er meint damit nicht, was man gemeinhin darunter versteht. Martin hat nichts Oberflächliches, nichts Leichtlebiges. Papa meint damit, dass Martin ein Sonnyboy ist, weil er rundherum positiv ist. Er strahlt äußerlich und innerlich, weil er an das Gute glaubt, für ihn das Glas immer halb voll ist und er damit Lebenskraft ausstrahlt. Lebenskraft, die auf mich abfärbt.

»Also los, es geht weiter«, ruft Alina provozierend und winkt mich auf meinen Platz. »Los, Mama, pass auf. Jetzt packen wir ihn.«

Ich weiß nicht, wie lange wir drei noch im Mittelmeersand spielen. Eine Stunde bestimmt. Jedenfalls bin ich anschließend mächtig erschöpft.

»Pause, bitte Pause«, murmele ich, japse nach Luft und lasse mich einfach nach hinten in den warmen Sand plumpsen. »Ich kann nicht mehr.«

Nahezu zeitgleich wirft sich Alina rücklings neben mich in den Sand, und dann ist auch schon Martin bei uns, und zu dritt liegen wir prustend nebeneinander und sehen uns schwer atmend, aber glücklich, die weißen Wolken am Himmel an.

Es ist der 5. August 2017, bestimmt schon 20 Uhr, und die Hitze auf der Mittelmeerinsel Menorca ist ungebrochen. Seit drei Tagen sind wir hier in einem wunderschönen Vier-Sterne-Hotel und genießen jeden Tag auf dieser herrlichen Insel. Wir, das sind wir fünf, Martin, der Mann meines Lebens, meine Alina und meine kleine Zoé May und natürlich Papa, mein heißgeliebter Papa, der uns diese Traumreise geschenkt hat. Es war mal wieder eine seiner Überraschungen.

Vor zwei Wochen klingelte morgens mein Handy. Papa! »Du musst mal ans Meer«, meinte er nur. »Kümmere dich um ein schönes Ziel.« Dann hat er mir noch gesagt, was es kosten darf und wohin ich die Rechnung schicken lassen soll. Linda würde leider nicht mitkommen. Sie hat keinen Urlaub bekommen.

Ich war erst baff, dann richtig euphorisch und habe sofort das Reisebüro angerufen und meine Wünsche für eine Last-Minute-Reise durchgegeben. Keine drei Stunden später wussten wir: Es geht nach Menorca. Da ist es ruhig, warm und erholsam. Genau das, was ich mir wünsche.

Nun sind wir hier und haben bis jetzt jede Stunde genossen. Als wir später Richtung Hotel gehen, winken uns Papa und Zoé May fröhlich zu. Die Kleine baut mit Papas Anleitung eine riesige Sandburg, und ich muss schmunzeln, als ich sie dort so sitzen sehe mit ihrem frechen rosa Bikini. Ihre blonden Locken wehen im Wind, und ihre grün-blau-braunen Augen haben fast die Farbe des Mittelmeers. Ja, es stimmt wirklich. Ihre Augen haben alle denkbaren Farben. »Was da wohl herauskommt«, neckt mich Martin immer. Bei der Geburt waren sie noch ganz blau, aber in den letzten Wochen hat sich das geändert.

Süß sieht sie aus, meine Prinzessin. In den letzten Tagen hat sie richtig Farbe bekommen und von der frischen Meerluft rosarote Bäckchen. Sie lacht jetzt aus vollem Herzen und reckt ihre kleine rote Plastikschaufel in die Höhe. »Mami, ich habe ein Haus gebaut!«, ruft sie mir zu, zumindest glaube ich das bei ihren etwas zusammengewürfelten Worten zu verstehen.

»Ich komme schon und sehe mir das Traumhaus an!«, rufe ich zurück und bin mit wenigen Sätzen bei ihr.

»Du, ich habe mir überlegt, dass ich heute mit den Mädels essen gehe und ihr beide mal allein etwas unternehmen könnt, was haltet ihr davon?«, fragt Papa, während er sich engagiert dem Bauwerk widmet und fleißig Sand schaufelt.

Ich sehe Martin an. »Und? Was denkst du?«

»Ja, es gibt hier in der Nähe ein schönes Lokal, da bestelle ich uns einen Tisch.«

»Nur wir beide? Das ist ja ein seltenes Geschenk. Ich bin dabei«, zwinkere ich Martin leise zu und bin Papa dankbar, dass er so einfühlsam ist. Es stimmt schon, wir haben wenig Zeit füreinander. Aber das ist in jungen Familien mit einem Kleinkind natürlich normal. Doch hinter uns liegen besonders schwere Zeiten. Wir müssen aufpassen, dass wieder etwas mehr Leichtigkeit in unser Leben kommt. Wir dürfen nicht nur Probleme bewältigen, wir müssen auch wieder genießen lernen.

*

»Wir nehmen zwei Caipirinha und ein großes Wasser, als Vorspeise ›Pan con Tomate‹ und ›Sopa de Pescado‹ und als Hauptgang den ›Plato de Pescado Variado‹ mit ›Ensalada mixta‹.«

»Das hast du klasse gemacht, mein kleiner Spanier.« Ich lache Martin zu und streichele ihm anerkennend über den Arm. Er hat überhaupt alles klasse gemacht.

Das Restaurant ist eine prima Wahl. Es liegt direkt am Meer und ist auf der Terrasse herrlich eingedeckt. Ich habe mich entsprechend schick gemacht und wie immer zu besonderen Anlässen ein langes weißes Kleid angezogen und dazu passende Ohrringe ausgesucht. Lippenstift, Lidschatten, Nagellack, alles perfekt abgestimmt.

Jetzt sitzen wir an einem Zweiertisch. Ganz nah plätschert das Meer und stimmt uns mit dem gleichmäßigen Rhythmus der Wellen auf einen wunderschönen Abend ein. Das Thermometer zeigt auch um diese Zeit noch 38 Grad, aber es ist nicht zu heiß, Inselwetter eben. Das wahrlich Beste aber ist: Ich fühle mich prächtig. In Deutschland bin ich immer müde und habe häufig keine Kraft, überhaupt aus dem Haus zu gehen. Und hier? Ich bin topfit. Gestern sind wir in der Hitze zu Fuß drei Kilometer zu einer Bar gelaufen, und während Martin und Papa stöhnten, machte mir das alles nichts aus.

»Ich möchte hierbleiben«, sage ich deshalb zu Martin.

Der lacht. »Da müssen wir aber noch ein bisschen sparen. Aber ich verspreche dir: Ich versuche alles, damit wir im nächsten Jahr wiederkommen können. Im Moment verdiene ich doch ganz gut.«

Martin nippt an seinem Getränk, die Eiswürfel klappern im Glas, der warme Sommerwind pustet mir ins Gesicht. Ich bin glücklich.

*

»Möchtest du mich heiraten?«

»Bitte? Was ist das? Oh nein, ich glaube es nicht. Martin, mein Martin. Ja! Ja! Ja!«

Ich bin völlig verwirrt, bekomme keinen gescheiten Satz heraus. Nach dem Essen hat mich Martin gefragt, ob wir noch etwas spazieren gehen wollen, und dann sind wir engumschlungen zu einem kleinen Felsen am Strand gelaufen, barfuß, unsere Sandalen in der Hand. Plötzlich ist Martin vor mir in die Knie gegangen, hat eine kleine Schachtel aus der Hosentasche gezogen und mir einen goldglänzenden Ring hingehalten. Ich stehe jetzt vor ihm, sehe auf das blitzende Schmuckstück und bin völlig aus dem Häuschen.

»Darf ich ihn dir anstecken?«, fragt er lächelnd, und ich nicke sofort und kann ihn durch meinen Glückstränenschleier kaum noch sehen.

»Ja, bitte, ich liebe dich!«, bekomme ich gerade noch halbwegs deutlich über die Lippen und spüre auch schon, wie er mir das warme Metall über den Ringfinger schiebt, und langsam begreife ich, dass der ganze Abend vorbereitet war und ich meinen beiden Männern auf den Leim gegangen bin. Von wegen Papa will uns mal einen Abend zu zweit gönnen. Papa wusste, was passieren wird. Der Schlingel!

Ich liege Martin jetzt in den Armen, blinzele über seine Schulter über das mittlerweile dunkle Meer. Hinter uns glitzern die Lichter der Hotels. In der Ferne höre ich Urlauber lachen, und der Mann, den ich liebe, hält mich ganz fest. Mein Verlobter, mein künftiger Ehemann. Frau … hört sich richtig gut an. Meine Güte, ich muss mich kneifen, um zu begreifen, dass all das hier wahr ist und nicht nur ein Traum.

*

Ich kuschele meinen Kopf an Martins Schulter. Ich höre Zoé May und Alina lachen, dazu das Plätschern der Wellen. Papa raschelt mit einer Zeitung. Eine Möwe kreischt über uns. Ich schließe die Augen und könnte ganz langsam wegschlummern. Die Luft ist herrlich. Ich kann mich nicht erinnern, in letzter Zeit so zufrieden gewesen zu sein. Morgen geht es zurück in die Heimat, und bei dem Gedanken beginnt mein Herz plötzlich schneller zu schlagen. Ich japse nach Luft.

»Was ist los?«, will Martin wissen und klopft mir vorsichtig auf die Schulter. »Schatz, antworte doch bitte. Sag mir, was los ist.«

Ich schüttele den Kopf. »Nichts, wirklich. Es ist alles gut«, murmele ich und schließe wieder die Augen.

»Mama!«, ruft Zoé May, und dann höre ich noch Wortfetzen von Alina, die offenbar Hunger hat und zurück ins Hotel möchte.

»Schatz, geht es dir echt gut?«, fragt Martin jetzt besorgt. Ich nehme seine Hand, drücke sie mit beiden Händen ganz fest. »Ja, Liebling, es ist alles gut.« Und während ich das sage, schäme ich mich, weil ich lüge. Ich weiß nicht, ob alles gut ist. Ich weiß nicht, ob diese Reise nicht vielleicht die letzte für uns ist. Aber soll ich dieses Gefühl immer mit Martin teilen? Er hat einen harten Alltag, jetzt ist endlich mal Erholung angesagt. Das Volleyball-Spielen etwa tut ihm sehr gut. Einfach mal abschalten, nach Herzenslust spielen, an nichts anderes denken als an ein Spiel. Das fehlt ihm zu Hause. Das braucht er. Er braucht nicht immer das Existenzielle, die Angst, das Gefühl der Endlichkeit. Er braucht Sicherheit. Dazu unser herrlicher Abend gestern. Ich werde diese Momente nie vergessen. Und jetzt der Blick auf das Meer, unvergleichlich.

»Es ist alles gut, wirklich«, wiederhole ich. »Komm, lass uns gehen. Ich glaube, die Kinder möchten etwas essen.«

Martin zieht mich von der Liege hoch, legt fürsorglich den Arm um meine Hüfte. Alina und Zoé May trotten schon voraus.

»Wir sehen uns beim Essen!«, ruft uns Papa zu, und ich streiche ihm im Vorübergehen über die Wange.

»Bis gleich, Papa«, strahle ich ihn an. »Heute gibt es bestimmt wieder dein Lieblingsessen, ›Sepia a la plancha‹.«

Papa lacht jetzt laut auf.

»Das hast du gemerkt, nicht wahr? Es schmeckt aber auch zu köstlich. Ich glaube, der Koch hat gestern nur für mich gebrutzelt. Ich muss aber endlich ein bisschen auf mein Gewicht achten und mich heute zurückhalten.«

»Heute ist unser letzter Abend. Hungern kannst du ab morgen«, meint Martin. »Also, freue dich auf den tollen Tintenfisch und schlag noch einmal richtig zu. Wir sind in einer Stunde unten, und ich bestelle uns beiden schon ein kaltes, leckeres ›Cerveza‹.« Und augenzwinkernd meint er: »Am besten gleich zwei. Bei der Hitze können wir eine Abkühlung gebrauchen.«

Als ich wenig später hinter Martin und den beiden Mädchen zur Rezeption gehe, fühle ich mich wie auf Wolken. Alles ist so schön für mich. Ich habe in den letzten zwei Jahren oft gedacht, dass ich die Welt anhalten, den Moment festhalten möchte. Jetzt ist es wieder so. Ich möchte, dass alles stillsteht, alles so bleibt, wie es ist. Denn es ist herrlich.

»Schatz, kommst du?« Martin steht im Hoteleingang und sieht zu mir zurück. »Du scheinst ja gar nicht hungrig zu sein. Sonst würdest du dir nicht so viel Zeit lassen.«

»Stimmt!« Ich nicke. »Ich bin auch gar nicht hungrig. Aber der Appetit kommt ja bekanntlich beim Essen.«

»Na, dann los. Ab unter die Dusche, und dann nix wie ans Buffet.« Martin lacht.

Als ich Minuten später unter der Dusche stehe, ist meine gute Stimmung dahin. Ich denke daran, dass ich morgen zurück nach Hause muss. Und während andere gemütlich ihre Koffer auspacken und sich langsam wieder auf den Alltag einlassen, muss ich ganz andere Sachen zusammenpacken. Denn in weniger als 48 Stunden liege ich schon im Klinikbett und warte auf den nächsten Eingriff. Wie gut hatte ich das in diesem Urlaub verdrängen können. Jetzt ist mein Magen zu. Es ist die Angst. Die Angst, zu sterben. Es ist eine verdammte Angst.

*

Röntgen, Computer-Tomografie und jetzt die Bronchoskopie. Die Klinikwelt hat mich bis auf die Menorca-Pause schon seit Ende Juni wieder. Angefangen hat alles mit meinem hartnäckigen Husten, der bis auf die Tage am Meer unverändert ist. Tagsüber geht es, aber nachts kann ich nur noch mit vielen Unterbrechungen schlafen. Ich habe ständig einen Reiz im Hals und bekomme auch schlecht Luft. Trotz Antibiotika wird es nicht besser.

»Das müssen wir abklären«, hat mir Igor, mein Hausarzt, gesagt, und seitdem lässt mich die Angst nicht mehr los. Ich bin wieder da, wo ich 2015, vor zwei Jahren, war.

Ich habe furchtbare Sorge um mein Leben. Und dazu kommt jetzt noch die Angst, vielleicht nicht immer für mein Kind da sein zu können. Alina ist bald eine junge Frau. Aber Zoé May ist ein Kleinkind, das seine Mama braucht. Ich muss und werde unerbittlich darum kämpfen, dass ich bei ihr bleiben kann.

Ich google jetzt viel, bekomme nie eine Antwort. Warte.

Beim Röntgen sind Rundherde in der Lunge festgestellt worden. Aber niemand kann genau sagen, was es ist.

Wenn ich frage, ob es Metastasen sind, weichen mir die Mediziner aus. Niemand nimmt das Wort Krebs in den Mund, alle verweisen mich auf die nächste Untersuchung. Aber auch das CT bringt keine Klarheit. Und die Bronchoskopie?

Die Untersuchung ist problemlos. Ich bekomme eine Vollnarkose. Zwei Tage warte ich auf das Ergebnis – leider vergebens. Ich erfahre, dass meine Bronchien unauffällig sind. Aber die Rundherde können nicht eingeordnet werden. Ich soll in eine Lungenfachklinik und ein Lungen-CT machen lassen. Der nächste Termin ist Ende September 2017. Ist das gut? Oder schlecht? Oder nichts von beidem? Ich weiß es nicht.

Als ich am 10. August aus der Klinik entlassen werde, bin ich genauso schlau wie vor Wochen schon und auch genauso eingeschüchtert. »Zwei 0,5 Zentimeter große Rundherde«, so steht es in meinem Untersuchungsbericht, und für mich lässt diese Aussage reichlich Raum für Fantasien.

Geht jetzt alles wieder von vorn los? Wieder OP, wieder Chemo, wieder Bestrahlung? Noch einmal komme ich nicht so stabil aus der Hölle, da bin ich mir sicher.

»Du musst es positiv sehen«, sagt Sabine. »Du kannst dich nicht verrückt machen. Genieße die herrliche Jahreszeit, und höre auf, ständig zu grübeln.«

Sie hat gut reden. Wenn dich die Angst besetzt hält, hat man gar nicht die Wahl. Man grübelt. Überhaupt lässt mich die Angst nicht los. Klar denke ich nicht in jeder Sekunde daran.

Ich war natürlich auch bei Igor. Er ist der Arzt, dem ich am meisten vertraue.

»Yvonne, du bist gesund«, hat er mir gesagt, als ich Mitte Juli bei ihm zur Kontrolluntersuchung war. Er hat sofort meine Unruhe bemerkt und deshalb besonders eindringlich auf mich eingeredet. »Deine Brustkrebs-Behandlung ist abgeschlossen. Es gibt keinen Nachweis von Krebszellen. Genieße dein Leben.«

Leider ist das mit meiner Vergangenheit nicht so einfach. Aber ich will mich auch von der neuen Entwicklung nicht unterkriegen lassen. Im Moment bin ich noch recht schwach. Ich gehe nach wie vor nicht viel vor die Tür. Das ist auch seltsam: Ich habe mich in Spanien trotz der Hitze viel wohler gefühlt. Es muss die saubere Meerluft gewesen sein, die mir so gutgetan hat. Auch der Husten war besser. Zu Hause geht es mir längst nicht so gut. Aber ich will nicht jammern.

Am besten lenke ich mich ab, wenn ich viel zu tun habe, und Arbeit gibt es im Haus noch reichlich für mich. Die Terrasse wird bald neu gemacht, und es fehlen immer noch Leisten an den Böden. Ich wünsche mir auch noch ein paar neue Möbel und ein bisschen schöne Deko. Aber das ist nur Beschäftigung. Ich möchte mehr: endlich wieder arbeiten. Natürlich am liebsten in der Gastronomie, aber ich mache auch jede andere Arbeit. Wichtig ist es für mich, unter Menschen zu kommen. Ich kann nicht den ganzen Tag allein zu Hause sein. Da fällt mir die Decke auf den Kopf, und ich beginne zu grübeln. Und – husch – ist der PC erst einmal an, fällt mir auch viel ein, was ich wissen möchte, und ich bin ruckzuck wieder bei den Stichworten »Krebs« und »Rundherd« und werde von Zeile zu Zeile trauriger.

Kapitel 14

Die Luft ist erdig-feucht, aber das Thermometer zeigt noch milde 18 Grad. Es ist vermutlich einer der letzten sonnigen Tage im September. Der Himmel ist tiefblau, und die Sonne scheint partout noch nicht aufgeben zu wollen. Sie strahlt in voller Pracht und lässt das Laub auf den Bäumen schon golden scheinen.

Es ist Sonntagnachmittag, und wir genießen alle vier das Nichtstun. Alina schreibt die erste Klassenarbeit im neuen Schuljahr, hat aber schon genug dafür gelernt. Heute früh hat sie mir gesagt, dass sie den Tag mit uns verbringen will. Eine ganz ungewöhnliche Entscheidung. Normalerweise ist sie sonntags immer mit ihrer besten Freundin Ilka unterwegs. Die beiden sind dann mit der Clique in der Stadt. Doch heute hat sie sich »freigenommen« für uns, so hat sie das ausgedrückt.

Zoé May ist gerade aufgewacht, und jetzt tobt sie mit Alina im Garten. Die beiden spielen mit einem quietschroten Gummiball.

Martin hat den Grill angestellt.

Wenn die Wettervoraussagen stimmen, ist es vielleicht schon das letzte Mal in diesem Jahr, das wir noch draußen sitzen können. Im Oktober wird es schon zu kühl sein um diese Zeit. Aber Grillen können wir draußen das ganze Jahr. Denn im neuen Haus haben wir auf unserer neuen Terrasse ein stabiles Dach. Das ist herrlich. Wir konnten im Sommer auch bei prasselndem Regen draußen sein und haben es geliebt. Wir saßen geschützt und konnten beobachten, wie die von der Sommerhitze ausgetrockneten Pflanzen gierig das lebensspendende Wasser aufsaugten.

Ich habe wirklich bei jedem Wetter dort gesessen und den Blick in unseren zwar kleinen, aber üppig bepflanzten Garten genossen. Wir haben nach unserem Einzug Kirschlorbeer und Holunder gepflanzt und eine rosa blühende Japanische Zierkirsche, deren zierliche Baumkrone die rechte Seite der Terrasse rahmt, während links kleine Pappeln den Blick zu den Nachbarn verdecken. Am Ende des Gartens haben wir Rosenbüsche gesetzt.

Im Sommer konnte ich mich nicht sattsehen an den tiefroten Blüten. Bald wird Martin die Pflanzen zurückschneiden, und dann ragen nur noch Stümpfe aus der Erde. Aber ich werde die herrliche Pracht weiterhin vor Augen haben und mich darauf freuen, dass im nächsten Jahr die Knospen kommen. Ich liebe Rosen. Sie haben etwas Edles. Vielleicht sollten wir noch eine gelbe Rose kaufen.

»Hast du die Würstchen?«, fragt Martin, der wie immer die Aufgabe des Grillmeisters übernommen hat, während ich draußen den Tisch eingedeckt habe. Unsere Grillsachen liegen fein drapiert und mit Tomaten und Salat garniert auf einem Holztablett. Es gibt Würstchen, dazu Gemüse und leckeren Schafskäse. Vermutlich habe ich wieder viel zu viel vorbereitet, denn ich habe seit Wochen nur sehr wenig Appetit, und die beiden Mädchen naschen wie die Vögelchen.

Nur Martin ist ein guter Esser. Er wird heute bestimmt nicht hungrig bleiben bei der Menge an Essen.

»Sieh mal, Mama. Zoé May mag das, wenn das Laub auf sie niederraschelt!«, ruft Alina, und ich muss richtig auflachen, als ich die beiden vor einem Haufen zusammengeharktem Laub herumalbern sehe. Alina hat der Kleinen so viele Blätter auf den Kopf rieseln lassen, dass sich um ihr Gesicht herum eine richtige Laubhaube gebildet hat. Zoé May juchzt vor Vergnügen, und Alina sieht mich kichernd an.

Die beiden verstehen sich wunderbar. Zoé May liebt ihre große Schwester abgöttisch, und Alina kümmert sich supersüß um die Kleine. Sie ist wie ihre zweite Mutter. Kein Wunder, Alina war ja vom ersten Moment an für sie da.

Da ich nicht stillen durfte, konnte sie ihr von Anfang an auch das Fläschchen geben, später hatte sie immer einen Heidenspaß, wenn sie sie füttern konnte. Aber es sind nicht nur diese Pflichten. Alina spielt auch ganz viel mit ihr. Sie übt mit ihr das Erkennen von Geräuschen, Farben und Tieren. Ich weiß gar nicht, wie viele Stunden Alina mit Zoé May an dem großen Spieltisch gehockt und unermüdlich sämtliche Knöpfchen und Tasten gedrückt hat, um Zoé Mays Reaktionen zu beobachten. Aber sie geht auch häufig mit ihr hinaus. Früher hat sie die Karre geschoben, heute ist meist das Laufrad dabei, und dann tollt sie eben oft mit ihr im Garten. Zoé May hat einen riesengroßen Sandkasten mit kunterbunten Förmchen, und Alina liebt es, mit ihr Kuchen aus Sand zu backen.

Sie kümmert sich mehr um ihre kleine Schwester, als es andere Mädchen in ihrem Alter tun würden. Da bin ich mir ganz sicher. Ich glaube, Alina will mich auch entlasten. Und das tut sie natürlich. Sie beschäftigt sich so intensiv mit der Kleinen, dass mir immer auch Zeit zum Durchatmen bleibt.

Ich glaube auch, dass eine Jugendliche wie Alina anders mit einem Kleinkind spielt als wir Erwachsenen. Alina ist unbedarfter, kindlicher. Das macht Zoé May mehr Freude. Ich käme nicht im Traum auf die Idee, die Kleine mit einem ganzen Laubhaufen zu bewerfen. Aber Alina denkt sich nichts dabei, und für Zoé May ist es ein Riesenspaß.

Ich sehe den beiden gern zu. Kinder zu haben ist etwas Wunderbares. In solchen Momenten wie diesen wird es mir immer ganz besonders bewusst. Man hinterlässt etwas auf der Erde. Gut, man kann Geld, ein Haus, Möbel oder sonst etwas Materielles hinterlassen. Auch eine Stiftung oder ein Buch, ein Patent, eine Idee. Aber das hat doch alles keine wirkliche Bedeutung. Was lebt, das zählt. Meine Kinder geben weiter, was ich ihnen mitgegeben habe, an ihre Kinder, und die geben es wiederum an ihre Kinder weiter. So bleibt etwas von mir für lange, lange Zeit. Das macht mich innerlich satt und zufrieden.

»Mama, guck mal. Ein Regenwurm. Der ist sooo süß! Den hat Alina gefunden!«, ruft jetzt Zoé May und reckt ihren Arm ganz hoch. Auf dem Handrücken scheint sie den Wurm zu balancieren. »Mama, wir retten ihn jetzt.«

»Ja, das ist eine gute Idee«, antworte ich, als die beiden den Regenwurm zu einem Busch tragen. »Aber in zehn Minuten müsst ihr kommen. Das Essen ist gleich fertig.«

Ich sehe Martin zu, wie er die Würstchen und die Champignons auf dem Grill verteilt. Sofort riecht es herrlich würzig, und ich sauge den Duft tief durch die Nase ein.

»Was soll ich uns zu trinken holen, Schatz? Nimmst du Wasser, oder wollen wir ein Glas Wein trinken?«

Martin sieht mich unsicher an. Einen Augenblick lang überlegt er.

»Gute Idee, ja, mache uns eine Flasche Wein auf. Wir wollen den letzten milden Sonntag genießen.«

Wenig später stoßen wir mit einem Glas Veltliner an. Ich trinke wenig Alkohol, aber heute ist mir danach.

»Setz dich noch einmal hin. Es dauert noch. Und pass auf, dass dir nicht kalt wird.« Martin schiebt mir einen Korbstuhl hin.

»Hier, komm, hier ist es geschützt!«

Ich mache es mir darauf bequem, lege die Füße gemütlich auf den Beistelltisch und hülle mich tatsächlich in die warme Decke, die Martin mir hingelegt hat. Ich bin empfindlich gegen Kälte und muss immer aufpassen, dass ich mich nicht verkühle. Mein Immunsystem ist seit den Behandlungen nicht mehr das beste.

Früher, also vor der Krankheit, da konnte mir kein Wetter etwas anhaben. Ich bin auch im Winter mit leichter Jacke und ohne Schal unterwegs gewesen. Klar habe ich auch mal gefroren, aber das ging vorbei. Zurück zu Hause habe ich heiß geduscht, und alles war gut. Heute kriecht die Kälte so tief in meine Knochen, dass ich selbst zu Hause noch stundenlang zittere. Ich spüre in vielen Situationen, dass mein Körper angegriffen ist.

Meine Knochen schmerzen, und zwar alle, die Füße und die Oberschenkel am meisten. Wenn ich Auto fahre, schlafen mir die Beine ein, und ich habe Mühe, wieder auszusteigen. Gut, an die Schlafstörungen habe ich mich gewöhnt, an die Schmerzen kann ich mich aber nicht gewöhnen. Die schränken mich ein. Ich würde gern Sport machen, aber das halte ich nicht aus. Es tut zu sehr weh. Deshalb gehe ich schon seit Mai nicht mehr zum Rehasport. Ich fühle mich ständig wie jemand, der zwölf Stunden gearbeitet hat. Und ich bin langsam. Was ich früher in zwei Stunden gemacht habe, dauert heute den ganzen Tag. Igor sagt, ich solle Geduld haben, aber er hat gut reden. Ich bin doch erst 40 Jahre alt. Da möchte man nicht nur durchs Leben schleichen.

Aber die Beschwerden betreffen nicht nur meinen Körper. Auch meine Seele ist fragiler. Ich bin nachdenklicher geworden, und mich beschäftigen andere Themen als gesunde Menschen. Ich bin Mitglied in vielen Krebsgruppen, in meiner Stadt und im Internet. Da bekomme ich viel Leid mit. Ich erlebe, dass Menschen aus meinem Freundeskreis sterben, Menschen, die wie ich um ihr Leben gekämpft und verloren haben. Es gibt Situationen, die belasten mich zutiefst. Ich spreche am Montag mit einer Kranken, und sie ist fröhlich und zuversichtlich, und am darauffolgenden Sonntag erfahre ich von ihrem Tod. Der Krebs ist tückisch. Das macht Angst, das ist nun mal so. Erst vor Kurzem ist eine Schulfreundin in meinem Alter gestorben. Dabei hatte sie noch eine riesengroße Party geplant. Sie wollte ihren Sieg über die Krankheit feiern. Es kam anders: Sie hat es nicht geschafft.

Dazu leide ich unter der Hilflosigkeit. Das größte Problem ist, dass mein Kopf viel will, mein Körper aber nicht mitzieht. Ich nehme mir Normalität vor, verabrede mich, plane und kann nichts von all dem realisieren. Letzte Woche habe ich mich auf einen »Weiberabend« gefreut und mich mit vier Freundinnen in einem Lokal verabredet, konnte aber dann doch nicht kommen, weil mir einfach die Kraft fehlte, aus dem Haus zu gehen. Ich kann nichts vorausplanen, das setzt mir zu. Ich weine viel deshalb, weil ich die Kontrolle über mein Leben verloren habe. Klar hilft mir dann die Familie. Martin ist immer für mich da, hört mir zu und tröstet mich. Er ist ein Geschenk. Alina sagt mir immer wieder, wie sehr sie mich liebt und wie wichtig ich für sie bin. Alina drückt mich, und auch Zoé May spürt, wenn etwas nicht stimmt. Dann knutscht sie mich ganz viel und lenkt mich damit ab. Aber die totale Angst, die kann mir niemand nehmen.

Ich habe deshalb Tage, die voller Schatten sind. Da bin ich nachdenklich und grübele auch. Da gelingt es mir nicht, die Angst mit einem lockeren Spruch beiseitezuschieben. Da denke ich alles zu Ende, und in meinem Kopf dreht sich immer schnell die Frage »Was ist, wenn …?«. Dann reicht jede klitzekleine Kleinigkeit, um mich aus der Bahn zu werfen, und ich stürze aus der Sonne im Sturzflug ins Bodenlose. Es reicht ein Blatt, das vom Baum fällt und zu Boden trudelt, oder ein kalter Wind, der meine Wange streift und sich eisig anfühlt. Dann denke ich daran, dass ich nicht weiß, wie es mit mir weitergeht. Natürlich, jeder Mensch kann jeden Tag sterben. Wir sind alle endlich. Aber in diesen Momenten fühle ich mich ein bisschen endlicher als alle anderen, und meine Gedanken werfen dunkle Schatten voraus in eine Zukunft ohne mich.

Trotzdem gebe ich immer alles, überwiegend positiv zu denken. Und hey, meistens gelingt es mir, und ich bin fröhlich, zuversichtlich und hoffnungsvoll. Ich lache immer noch viel und freue mich wirklich auf jeden neuen Tag. Und ich habe auch trotz der Angst und Unsicherheit weiterhin viel vor. Egal ob es etwas wird oder nicht, ich brauche etwas, auf das ich mich freuen kann.

So plane ich schon unsere nächste Reise an die Ostsee.

Wenn Martin Urlaub bekommt, wollen wir uns Ende Oktober ein Apartment in Grömitz mieten. Vermutlich kommen Papa und Linda auch mit. Es muss herrlich sein, im Herbstwind am Strand entlangzulaufen. Vielleicht fahren wir auch erst im Dezember, dann ist vielleicht schon alles mit glitzerndem Schnee eingezuckert, bei gutem Wetter gerahmt vom blauen Meer. Das muss ein prachtvolles Bild sein. Das möchte ich unbedingt sehen. Vielleicht schaffen wir es im kommenden Jahr sogar, weiter weg zu fahren. Wir möchten gern einmal in die Berge nach Österreich, genauer nach Kärnten an den Wörthersee. Als junges Mädchen habe ich immer die Fernsehserie »Ein Schloß am Wörthersee« gesehen und mich schon damals in die Landschaft verliebt. Mal sehen, vielleicht wird das ja etwas. Wir wollen auch noch einmal nach Berlin zu unseren Freunden. Alina wäre bereit, auf Zoé May aufzupassen, und dann könnten wir »Berlin City« erobern. Ich stelle mir vor, noch einmal eine Nacht durchzumachen, einfach von Kneipe zu Kneipe zu bummeln, bis die Sonne aufgeht, und wenn die Stadt erwacht, gönnen wir uns noch einen Absacker in einer Eckkneipe.

Und ich möchte, so oft es geht, mit Zoé May an die See fahren. Sie liebt das Meer, hüpft so gern am Strand über die Wellen und baut hingebungsvoll Sandburgen und Wasserkanäle.

Aber ich plane nicht nur tolle Reisen. Vielleicht bekomme ich dank Papas Engagement vorübergehend eine kleine Rente, kann mir aber noch 450 Euro dazuverdienen. Klar weiß ich nicht, ob ich es jemals wieder schaffe, arbeiten zu gehen. Im Moment ginge es garantiert nicht. Aber im nächsten Jahr kann ich mir das gut vorstellen. Auch wenn es im vergangenen Sommer nichts bei Carlos geworden ist, kann es ja im nächsten klappen. Wir haben letztens wieder telefoniert, und er meinte, ich könne immer kommen. Aber vielleicht gehe ich nicht zurück in die Gastronomie. Ich kann mir auch eine Arbeit suchen, bei der ich mehr sitzen kann, vielleicht an einer Kasse. Mal sehen. Ich möchte mich so gern noch fordern, etwas leisten, und ich möchte etwas Geld verdienen. Ich will einfach wieder Normalität.

»Mama, grillen wir auch zu Zoés Geburtstag, wenn Opa kommt?«, ruft Alina jetzt und steht mit Zoé May auf dem Arm vor der Terrasse. Alinas Turnschuhe sind ganz nass. Offenbar ist sie in das kleine Regenbassin getreten, das vor der Terrasse steht. Aber damit ihre Schwester nicht auch nasse Füße bekommt, hat sie sie lieber über die Hürde hinweggetragen. Jetzt stehen die beiden vor mir, und ich liebe es, in ihre Gesichter zu sehen. Die Wangen sind rot von der kühlen Luft, die Haare nass vom feuchten Laub, aber die Augen glänzen voller Lebensfreude. Das Leben liegt vor ihnen, und sie umarmen es jeden Tag. Die 16-Jährige, die voller Elan in das letzte Schuljahr startet, die sich verlieben, irgendwann sicher auch heiraten und eine Familie gründen wird. Und die bald Zweijährige, die mit ihren kleinen Füßchen ins Leben tapst, manches Stolpern vor sich hat, aber hoffentlich die meiste Zeit strahlend auf wechselnden Siegertreppchen stehen wird. Obwohl ihr das Schicksal gleich zu Beginn so übel mitgespielt hat, ahnt sie noch nicht einmal, dass das Leben auch böse und schlecht sein kann. Für ihre riesengroßen Kinderaugen gibt es nur Tage voller Abenteuer auf dieser herrlich bunten Welt.

»Ich glaube nicht, dass das Wetter an Zoés Geburtstag fürs Grillen passt. Ich denke, ich mache uns etwas anderes.«

»Pizza?«

»Warum nicht, die mögt ihr ja auch alle.«

»Immer Pizza«, mault jetzt Martin. »Ich bin für etwas Chinesisches!«

»Aber das mag doch Zoé May nicht«, werfe ich ein.

»Stimmt, also Pizza!« Martin lacht jetzt. »Ist doch auch egal. Das Essen, das ist wirklich das Geringste. Unsere Maus hat bald Geburtstag, ist dann schon zwei Jahre auf der Welt. Das können wir gar nicht genug feiern. Dafür müssten wir eigentlich Raketen in den Himmel jagen.« Und dann stellt er sich hinter die beiden Mädchen, legt seine Arme um ihre Schultern.

»Mach doch mal ein Bild von uns dreien«, sagt er, und ich zögere nicht und nehme mein Handy. Alina hält Zoé May fest und schmiegt ihren Kopf ganz dicht an Martins. Klick! Die drei sind ein inniges Gespann geworden. Klick! Ich liebe sie mehr als alles in der Welt, auch mehr als mein Leben. Klick!

Und über das Handy lächele ich ihn an, meinen Martin. Der Mann, der mir in der schlimmsten Zeit meines Lebens nicht eine Sekunde von der Seite gewichen ist. Ohne ihn hätte ich das alles nicht geschafft. Ohne ihn gäbe es Zoé May nicht. Erst hat mich Martin stark gemacht, den Kampf gegen das gnadenlose Schicksal aufzunehmen, dann war es Zoé May, und schließlich kam die Kraft aus mir selbst, weil ich unbedingt wollte, dass das Gute siegt. Jetzt ist Zoé May da. Das zählt. Egal was jetzt noch kommt, diesem Glück kann nichts etwas anhaben.

»Mama, sieh mal, Zoé will ihren Schnuller nicht mehr haben. Der kann jetzt auch in die Kiste!« Alina steht vor mir und legt mir den blassroten Sauger hin.

»Leg ihn schnell weg, bevor sie es sich anders überlegt.«

Die Kiste, schön, dass sie daran denkt. Die Kiste ist ein

knallroter Holzkasten von meiner Oma, dicht mit bunten Blumen bemalt. Darin bewahre ich alles auf, was mit Zoé zu tun hat. Das Erste, was ich hineingelegt habe, war der Brief, den ich ihr geschrieben habe, als sie noch nicht geboren war. Ich möchte, dass sie ihn zu ihrem 18. Geburtstag lesen kann. Und dann habe ich nach und nach immer mehr hineingegeben, alles Dinge, die ihr von dieser Zeit erzählen. Das Ultraschallbild, das winzige Klinikarmbändchen, das erste Fläschchen, der erste Strampler. Aber auch die kleine Puppe, mit der sie in den ersten Monaten immer so gern eingeschlafen ist. Später fand sie sie langweilig und hat sie nicht mehr haben wollen. Auch anderes Spielzeug ist dabei. Ein Auto, das sie immer so gern in ihren kleinen Händchen gehalten hat und absolut nicht hergeben wollte. Ich habe in einem kleinen Tütchen auch ein paar getrocknete Rosenblätter aufbewahrt. Sie sind von dem Strauß, den Martin mir zur Geburt ins Krankenhaus gebracht hat. In knapp 16 Jahren wird sie all die Dinge bekommen und verstehen, dass sie ein Wunder ist.

»Hier, Mama!« Alina hat die Kiste geholt und stellt sie jetzt neben mich auf die Sessellehne. Als ich sie öffne, um den Schnuller hineinzugeben, sehe ich als Erstes den Brief. Ich weiß jetzt: Ich habe alles richtig gemacht.

Mein geliebtes Kind,
du hast dich mit einem Paukenschlag angekündigt, zu einem denkbar ungünstigen Moment. Du warst erst nur ein Verdacht. Dann wurdest du Gewissheit, und kaum hatte ich ein erstes Bild von dir in meiner Hand, stand für alle fest, dass es dich nicht geben darf. »Sie müssen an sich denken« und »Das Risiko ist zu groß«, hat man mir gesagt und auch »Sie dürfen keine Zeit

verlieren«. Von allen Seiten prasselten hoffnungslose Sätze auf mich ein, während ich ungläubig meinen Bauch streichelte, den Ort, an dem du dich doch sicher und geschützt fühlen solltest. Aber ich sollte keine weitere Bindung mehr zu dir aufbauen, ich sollte an mich und alle anderen denken, aber bloß nicht an dich. Ich sollte mich von dir verabschieden, dich aufgeben, die Schwangerschaft beenden. Ich sollte, sollte, sollte und hörte, was ich tun »muss« und was »wichtig« ist, und kam gar nicht mehr dazu, zu fühlen, was »richtig« ist.

Aber dann passierte etwas ganz Großes. Das tiefste aller Gefühle breitete sich in mir aus, ganz wohlig und warm: die Mutterliebe, diese unzerstörbare Verbundenheit zwischen Mutter und Kind, ein stilles, sattes Glück, für das es keine Worte gibt. Dieses Gefühl, das man erlebt haben muss, um es zu verstehen.

Ich spürte plötzlich eine große Sicherheit und die Furchtlosigkeit, die von einem Besitz ergreift, wenn man »Jetzt erst recht« denkt oder man kopfüber romantisch-verschwörerisch in die »Gemeinsam gegen den Rest der Welt«-Stimmung eintaucht.

Ich habe mich selbst gewundert, wie stark und kraftvoll ich plötzlich sein kann. Ich habe meine Hand auf meinen Bauch gelegt und gewusst, dass es dich nur mit mir und mich nur mit dir geben wird. Wir sind Mutter und Kind, eine unauflösbare Einheit, und damit war es da, ein positives, hoffnungsvolles Ur-Vertrauen, dass alles gut gehen wird mit uns, und mit dir wuchs ein ungeheurer Mut, dich zu schützen, gegen alle Widerstände, Prognosen und Prophezeiungen. Ich habe mich nicht mehr von außen drängen und beeinflussen lassen. Ich habe getan, was eine liebende Mutter tun muss, schicksalhaft und unabänderlich!

Du sollst leben! Das zählt. Alles andere kommt danach.

Also kämpfe ich für dich, wie es eine Mutter eben tut.

Jetzt bin ich dankbar für jede Bewegung, die ich von dir spüre, und bin froh über jeden Tag, den du in mir sein kannst, weil du dorthin gehörst.

Ich kann nicht sagen, dass meine Angst weg ist. Sie ist da und überzieht alles. Aber ich kann mit ihr zurechtkommen, weil ich zwar immer an sie, aber auch immer an dich denke. Du bist es wert, die Angst auszuhalten.

Okay, manchmal wird sie übermächtig und nimmt mir den Atem. Dann japse ich nach Antworten. Wie wirst du aussehen? Wie wirst du sein? Vielleicht hast du meine Locken und Papas schöne Augen geerbt? Vielleicht wirst du so lachen, so unbekümmert leben wie dein Vater? Aber kann ich bei dir bleiben, dich halten und für dich da sein?

Es ist alles unbekannt, was auf mich zukommt. Es gibt keine Antwort, keine Sicherheit. Manchmal bin ich müde, und dann möchte ich schwach sein.

Aber du hast nur mich. Wenn ich aufgebe, gehst du mit mir. Das darf nicht sein. Deshalb halte ich viel mehr aus, als ich jemals vermutet hätte. Mir wachsen gerade Flügel, und die tragen uns beide.

Irgendwann wirst du diese Zeilen lesen. Ich habe sie geschrieben, damit du weißt, dass du frei von Schuldgefühlen und Selbstvorwürfen leben kannst, denn dazu gibt es keinen Grund. Aber auch, damit du weißt, was du mir bedeutest: alles. Ich bin bereit, jeden Preis für dich zu zahlen. Die Liebe gibt mir nicht nur die Entschlossenheit, sondern auch das Recht dazu. Und sie wird niemals sterben, sie wird alles überdauern, alles!

Deine Mama